KAHR · DER INOPERABLE KREBSKRANKE

DER INOPERABLE KREBSKRANKE

MÖGLICHKEITEN DER THERAPIE
IN KLINIK UND PRAXIS

von

UNIV.-DOZENT DR. MED. ERNST KAHR

Graz

Mit 20 Abbildungen und zahlreichen Tabellen

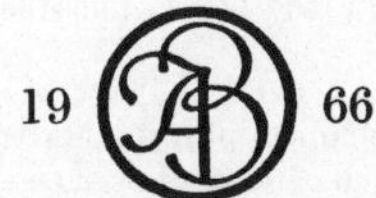

19 66

JOHANN AMBROSIUS BARTH · MÜNCHEN

Der Verfasser
Univ.-Dozent Dr. med. Ernst Kahr
Oberarzt an der Radiologischen Universitätsklinik
Graz

Eine Markenbezeichnung kann warenrechtlich geschützt sein, auch
wenn in diesem Buch ein Hinweis auf etwa bestehende Schutzrechte fehlt

---

ISBN-13: 978-3-642-86141-3   e-ISBN-13: 978-3-642-86140-6
DOI: 10.1007/ 978-3-642-86140-6

GELEITWORT

Die Erfahrung hat gezeigt, daß der Humanmedizin in der Erkennung und insbesondere in der Behandlung der Krebskrankheit derzeit Grenzen gesetzt sind. Wohl werden durch immer wieder neu entwickelte Methoden, Geräte, Medikamente die Behandlungsergebnisse des „Krebses" gebessert, aber der entscheidende Durchbruch zur Behandlungsmethode der Wahl ist der Medizin bisher noch nicht gelungen. Solange diese Möglichkeit nicht gegeben ist, darf der Arzt im Kampf mit einer der größten Geißeln der Menschheit keine bekannte Methode, die den bedauernswerten Trägern dieser Krankheit nur irgendwelche Aussicht auf Heilung oder temporäre Besserung verspricht, unversucht lassen; dies gilt auch für diejenigen Krebskranken, denen durch eine örtliche Behandlungsmethode nicht mehr geholfen werden kann und die dann häufig ihrem Schicksal überlassen werden. Der Verfasser, ERNST KAHR, hat sich mit dem gewiß nicht leichten Problem durch Jahre hindurch im Zentralröntgeninstitut und der Radiolog. Univ. Klinik Graz eingehend beschäftigt und nunmehr seine Erfahrungen in der Behandlung der inoperablen Krebskranken in diesem Buch niedergelegt. Möge es Anregung sein für alle, diesen Kranken zu helfen!

Graz, im Frühjahr 1966

E. VOGLER

o. Professor für Röntgenologie u. Strahlenheilkunde
Vorstand des Zentral-Röntgen-Institutes
u. der radiologischen Universitätsklinik
Graz

INHALT

EINLEITUNG

Die unbehandelte Krebskrankheit führt unweigerlich zum Tode. Die ganz geringe Zahl sogenannter Spontanheilungen ändert nichts an dieser Erfahrungstatsache. Bis heute ist eine Heilung nur durch Operation oder Strahlenbehandlung zu erzielen.

Für die Krebsbehandlung werden, abgesehen vom chirurgischen Eingriff und der Strahlenbehandlung, in zunehmendem Maße die Chemotherapie und Allgemeinbehandlung herangezogen.

Die Feststellung der Inoperabilität bedeutet den Verlust einer besonders wichtigen Behandlungsmöglichkeit und für eine nicht geringe Zahl betroffener Krebskranker eine erschreckende Verminderung der Heilchancen. Somit stellen die inoperablen Krebskranken das bedauernswerteste Patientengut und ihre Behandlung das dringlichste und schwierigste Problem der heutigen Medizin dar. Es ist daher kaum verwunderlich, daß schon seit alters die verschiedensten Behandlungsmethoden zur Anwendung gebracht worden sind und auch heute noch neben den klassischen Methoden der Schulmedizin eine nicht geringe Zahl von sogenannten Außenseitermethoden empfohlen werden. Andererseits finden sich immer noch Ärzte, deren Reaktion auf die Diagnose „inoperabler Krebskranker" in Resignation und Nihiltherapie besteht, so daß die bedauernswerten Patienten sehr bald das Gefühl vollkommener Hilflosigkeit befällt und ihr ohnehin schon schweres Schicksal fast unerträglich wird.

Solange eine zentralgelenkte Krebsfürsorge und ausreichende Unterbringungsmöglichkeiten in Krankenhäusern oder speziellen Geschwulstkliniken nicht gegeben sind, lastet die Verantwortung für die Behandlung und Betreuung der inoperablen Krebspatienten auf allen Fachdisziplinen und nicht zuletzt auf dem praktisch tätigen Arzt, der besonders bei terminalen Zustandsbildern die volle Last ärztlicher Verantwortung zu tragen hat.

Soweit nicht Aussicht auf ein kuratives Behandlungsergebnis besteht, wird ein mehr oder minder anhaltender Palliativerfolg anzustreben sein, der als Wachstumsstillstand, Tumorverkleinerung, Verminderung oder vollständige Beseitigung der subjektiven Beschwerden und Besserung des Allgemeinzustandes in Erscheinung tritt.

Die zur Anwendung gelangenden therapeutischen Maßnahmen sind kaum übersehbar und eng miteinander verflochten, die Wirkungsmechanismen nur teilweise geklärt. Trotzdem zeichnen sich vier große Gruppen von Behandlungsmaßnahmen ab, welchen unterschiedliche Wirkungsmechanismen zu

Grunde liegen und die nach eigener Erfahrung, besonders bei kombinierter Anwendung, ein optimales Behandlungsergebnis erwarten lassen.

1. Die Strahlentherapie
2. Die Chemotherapie
3. Die Allgemeinbehandlung
4. Die Palliativoperationen

Durch sinnvolle Ausschöpfung aller Behandlungsmöglichkeiten und Koordinierung der zuständigen Fachdisziplinen werden auch beim inoperablen Krebskranken immer wieder Mittel und Wege gefunden, um in den schicksalhaften Ablauf ihres Leidens helfend einzugreifen, Heilungen zu erzielen oder zumindest den Tod des Patienten um Monate, wenn nicht oft um Jahre hinauszuschieben.

Über der Behandlung eines inoperablen Krebskranken stehen die Worte van Svietens: „Wir sind nie am Ende unserer Mittel".

I. DIE STRAHLENBEHANDLUNG

1. Einführung in die Strahlenphysik und Strahlenbiologie

Die Hauptlast bei der Behandlung inoperabler Krebskranker hat auch heute noch die Strahlentherapie zu tragen. Es handelt sich, von wenigen Ausnahmen abgesehen, um eine lokale Behandlungsmethode, die es ermöglicht, einen direkten Einfluß auf den Tumor oder seine Metastasen auszuüben. Infolge ihrer engen Beziehungen zur Physik, Biologie, Chemie und auch zur Technik nimmt sie unter den medizinischen Fächern, ja selbst im Rahmen der Radiologie, eine besondere Stellung ein.

Zwischen der Entdeckung der Röntgenstrahlen am 8. November 1895 durch Konrad Wilhelm Röntgen und dem heutigen Stand der Kernphysik und Kernchemie liegt eine gewaltige Entwicklung, welche von MAX PLANK als die tiefgreifendste Umwandlung bezeichnet wurde, die jemals in der Entwicklungsgeschichte einer Wissenschaft stattgefunden hat. Diese gewaltigen Fortschritte der Wissenschaften, aber auch der Technik, und die damit verbundene Entwicklung immer neuer Bestrahlungsgeräte üben einen direkten Einfluß auf die Strahlenbehandlung des Krebses aus, für welche heute eine ganze Reihe hochleistungsfähiger Bestrahlungsgeräte und verschiedenste Bestrahlungsmethoden zur Verfügung stehen.

Die verschiedenen Möglichkeiten der Strahlenbehandlung des Krebses

1. Die Röntgentherapie
   a) Oberflächentherapie
   b) Halbtiefentherapie
   c) Tiefentherapie (Orthovolttherapie)
   d) Hochvolttherapie

2. Die Therapie mit natürlichen radioaktiven Substanzen
   a) Radiumkontaktbehandlung
   b) Radiumspickung
   c) Radiumfernbestrahlung

3. Die Therapie mit künstlichen radioaktiven Substanzen
   a) Therapie mit umschlossenen Radioisotopen
   α) Kontaktbestrahlungen

β) Fernbestrahlungen

b) Therapie mit offenen Radioisotopen

α) parenterale Anwendung

β) Instillationen

γ) Infiltrationen

4. Die Therapie mit Korpuskularstrahlen, z. B. Elektronenstrahlung der Elektronenschleuder (Betatron)

Mit dem heutigen Stand der Entwicklung sind die ursprünglichen Hauptprobleme der Strahlentherapie, welche sich mit Fragen der Strahlenqualität, der ausreichenden Dosierung am Herd bei möglichster Schonung des durchstrahlten Gewebes und ähnlichem beschäftigen, weitgehend gelöst. Das Interesse der Radiologie hat sich damit von physikalisch-technischen Problemen vor allem strahlenbiologischen Fragen zugewandt, die sich mit der Reaktion des bestrahlten biologischen Objektes und den vielfachen und komplexen Reaktionsabläufen im menschlichen Organismus beschäftigen.

Die Beeinflussung des Krebsgewebes sowie des normalen Gewebes durch ionisierende Strahlung erfolgt über komplizierte und teilweise noch ungeklärte Reaktionsabläufe, die einer kurzen Erläuterung bedürfen. Um den Überblick über die sich vielfach überschneidenden und komplizierten Reaktionsvorgänge zu erleichtern, werden zweckmäßig 3 Phasen des Reaktionsablaufes nach Einwirkung einer ionisierenden Strahlung unterschieden:

1. der physikalische Primärvorgang,
2. die radio-chemischen Vorgänge,
3. die aus ihnen resultierenden morphologischen Veränderungen.

Grundsätzlich ist festzuhalten, daß nur die absorbierte Strahlung eine biologische Wirkung besitzt. Die vom biologischen Objekt registrierte Strahlung kann nicht mehr rückgängig gemacht werden. Selbst dann, wenn keine Zell- oder Gewebsveränderungen festzustellen sind, besteht eine latente Strahlenwirkung, die sich mit weiteren, im Laufe des Lebens eintretenden Strahleninsulten summiert, womit auch die Gefahr einer Spätschädigung gegeben ist.

Die *primäre Strahlenwirkung* besteht in einem physikalischen Elementarakt, der auch als physikalischer Primärvorgang bezeichnet wird. Es handelt sich um die Anregung oder Ionisation von Atomen und Molekülen, welche von Elementarteilchen getroffen werden. Der für die Krebsbehandlung erforderliche Effekt tritt nur bei sehr kurzwelliger Strahlung mit einer Wellenlänge von 1 Ångström (1 Å) oder weniger ein.

1 Ångström-Einheit (1 Å) = 1 hundertmillionstel-Zentimeter = 1.10^{-8} cm. 1 X-Einheit (XE) = 1/1000 Ångström, sie findet bei sehr kleinen Wellenlängen Ver-

wendung, wie z. B. zur Bezeichnung der Wellenlänge ultraharter Röntgenstrahlung aus einer Elektronenschleuder.

Im Gegensatz zum Effekt einer langwelligen Strahlung, z. B. des ultravioletten Lichtes, werden bei der Anregung durch kurzwellige elektromagnetische Schwingungen auch kernnahe Elektronen auf eine höhere Bahn angehoben oder bei dem Vorgang der Ionisation aus dem Atomverband herausgelöst. Nachdem die kinetische Energie dieser Elektronen entsprechend der Energie der einwirkenden Strahlenquanten außerordentlich hoch ist, kommt es auf dem eben beschriebenen Weg zur Bildung von weiteren freien Elektronen, den sogenannten Sekundär- und Tertiärelektronen. Man bezeichnet diesen Vorgang als Photoabsorption und die so entstandenen Elektronen als Photoelektronen.

Nach MAX PLANCK wird die Energie elektromagnetischer Wellen in kleinen, nicht weiter teilbaren Einzelbeträgen, den Energiequanten, ausgesandt. Die Höhe der Energie eines Quants hängt von der Schwingungsfrequenz der Strahlung ab und zwar so, daß die Energie mit zunehmender Frequenz, das heißt mit abnehmender Wellenlänge, zunimmt.

E (Energie des Einzelquants) $= v$ (Schwingungsfrequenz) $\cdot h$ (Plancksches Wirkungsquantum $h = 6{,}62 \cdot 10^{-27}$ erg/sec).

Wird beim Abtrennen eines Elektrons nicht die gesamte Energie verbraucht bzw. abgegeben, so tritt die Compton-Absorption ein. Der elektromagnetische Strahl geht nach Abtrennung des Elektrons in geänderter Richtung und mit veränderter Wellenlänge als sogenannter Streustrahl durch das Medium weiter, wobei sich die oben erwähnten Vorgänge bis zum völligen Energieverlust wiederholen können. Das freigewordene Elektron, welches Compton-, Rückstoß- oder Streuelektron bezeichnet wird, ist nicht so stark beschleunigt und erzeugt daher selbst weniger Sekundärelektronen.

Die Häufigkeit der Photoabsorption nimmt mit der Spannung ab. Von ungefähr 30 kV (Kilovolt) Erzeugerspannung an erfolgt die Energieabgabe bereits in Form des Comptonprozesses. Bei energiereichen Strahlen von über 1 MeV (Millionenelektronenvolt) tritt in zunehmendem Maße an Stelle der Aufspaltung der Quantenenergie in kinetische Energie des Streuelektrons und der Streustrahlenbildung die Aufspaltung in Elektron und Positron ein, welche man als Paarbildung bezeichnet.

1 eV = 1 Elektronenvolt entspricht jener Energie, die ein Elektron gewinnt, wenn es zwischen zwei Elektroden von 1 Volt Spannung beschleunigt wird.

Nicht jedes Trefferereignis muß bereits zu einer biologischen Strahlenwirkung führen. Es wird vielmehr angenommen, daß eine unterschiedliche Anzahl von Trefferereignissen in einem strahlenempfindlichen Bereich erfolgen muß, wobei der Qualität der Strahlung geringere Bedeutung zukommt.

Über die biologische Wirkung der erzeugten Ionen wurden verschiedene Theorien entwickelt:

1. Die Gifttheorie, wonach durch die Bestrahlung ein Gewebegift erzeugt wird.
2. Die Punktwärmetheorie (Dessauer), welche als Bestrahlungsfolge eine sehr hohe punktförmige Wärmeentwicklung mit Eiweißausfällung und nachfolgendem Zelltot annimmt.
3. Die Treffertheorie (Blau u. Altenburger), nach welcher die Strahlenwirkung auf Grund von strahlenbedingten Veränderungen in einem kleinen empfindlichen Volumen der Zelle durch Veränderungen von Eiweißmolekülen hervorgerufen wird.
4. Die Theorie der indirekten Strahlenwirkung, welche annimmt, daß es auch genügt, wenn der Primärakt, das Trefferereignis, in der näheren Umgebung eines Moleküls stattfindet und die Beeinflussung dieses Moleküls durch die Ionisationsprodukte eines Wassermoleküls, nämlich freigewordene Wasserstoff- und OH-Radikale, erfolgt.

Nach Latarjet und Gray folgen auf die Absorption der Strahlenenergie in einem biologischen Objekt physikalisch-chemische Primärreaktionen, die zu einer ersten Veränderung der Moleküle im Inneren einer Zelle führen. Von diesen geschädigten Molekülen (Eiweißmoleküle, Nukleinsäuren usw.) gehen weitere biochemische Störungen aus, die dann schließlich den zu beobachtenden biologischen Strahleneffekt hervorrufen. Es läuft demnach nach Latarjet und Gray die biologische Strahlenwirkung über 4 verschiedene Folgereaktionen ab, nämlich die der Absorption der Strahlenenergie, der primären radio-chemischen Vorgänge, der chemischen Reaktionskette und der zu beobachtenden biologischen Effekte.

Während die Vorgänge der physikalischen Primärreaktion weitgehend bekannt sind, ist dies bei den weiteren *radio-chemischen Vorgängen* nicht mehr der Fall. Es bestehen Lücken im Wissen über den Ablauf jener strahlenchemischen Vorgänge und Reaktionsketten, die zu den später zu beobachtenden biologischen Effekten und morphologischen Zell- und Gewebsveränderungen führen. Somit ist es auch nicht möglich, eine kontinuierliche Reihe von Strahlenreaktionen anzugeben. Die Untersuchungen konzentrieren sich daher vorerst auf Veränderungen, die nach Bestrahlung isolierter Zellbausteine eintreten. Da dem Wasser beim Aufbau des Organismus eine besondere Rolle zukommt (der Wassergehalt eines Erwachsenen beträgt drei Fünftel des Körpergewichtes), sind die Ergebnisse der Strahlenchemie des Wassers von besonderem Interesse. Die Absorption eines ionisierenden Elektrons führt auf dem Wege über die von ihm ausgelöste kinetische Elektronenenergie zur Bildung von positiven und negativen Wasserionen und angeregten Wassermolekülen. Durch Zerfall der Ionen und angeregten Moleküle entstehen H-Atome und OH-Radikale, vielfach auch H-Moleküle und O-Atome, welche die weiteren chemischen Umsetzungen in einer bestrahlten wässerigen Lösung bewirken. Es entstehen Wasserstoff, Wasserstoffperoxyd, angeregter Sauerstoff oder Wasser, die mit den verschiedenen Zellbausteinen unterschiedlich reagieren, wobei es zu Oxydation und Reduktionsreaktionen, Desaminierungen und Dekarboxylierungen, Hydrolysen und Ringspaltungen kommen kann.

Die Ergebnisse der Strahlenchemie der Proteine, Enzyme sowie der Nukleinsäuren stellen weitere Ausgangspunkte für die Erforschung der bestrahlten biologischen Materie dar.

Ein besonderes Erschwernis ergibt sich aus der Tatsache, daß es sich beim lebenden Organismus um kein geschlossenes System mit abgegrenztem Reaktionsraum, sondern fast immer um ein offenes System handelt, bei welchem gewisse Reaktionsteilnehmer laufend neu zugeführt, während andere wieder laufend entfernt werden. Hat sich ein Gleichgewichtszustand eingestellt, so spricht man in der Physik von stationärem Gleichgewichtszustand. In der Biologie wurde dafür die Bezeichnung Fließgleichgewicht geprägt.

Dieser kurze Einblick vermittelt bereits eine Vorstellung von den Schwierigkeiten, die biologische Wirkung ionisierender Strahlungen zu analysieren, sowie die Unterschiedlichkeit der Reaktion des lebenden Organismus sogar bei gleichem Strahleninsult zu erklären.

Über die daraus resultierenden *morphologischen Veränderungen* als dritte Phase des Reaktionsablaufes bestehen bereits umfangreiche Kenntnisse, welche zum Teil auf einer kaum übersehbaren Zahl von Experimentaluntersuchungen beruhen. Die Empfindlichkeit gegenüber ionisierender Strahlung ist ganz allgemein eine Eigenschaft der lebenden Zellen. Die morphologischen Veränderungen an Zellen und Geweben gelten auch heute noch als Anhaltspunkt und Maßstab für Erfolg oder Mißerfolg einer Strahlenbehandlung. Dazu ist zu bemerken, daß die infolge eines Strahleninsultes an Zelle und Geweben feststellbaren morphologischen Veränderungen nicht eine spezifische Strahlenwirkung darstellen, sondern auch durch andere äußere Schädlichkeiten, wie z. B. Hitze oder chemische Stoffe, hervorgerufen werden können.

Im allgemeinen werden die ersten Veränderungen nach einer Bestrahlung am Zellkern beobachtet, weshalb er auch als der strahlenempfindlichste Teil einer Zelle angesehen wird. Nach neueren Forschungsergebnissen über die indirekte Strahlenwirkung führen primäre Störungen im intermediären Stoffwechsel, die sich teilweise im Plasma abspielen, infolge der engen funktionellen Beziehungen zwischen Kern und Plasma zu tiefgreifenden Störungen der Kernfunktion. Die Schädlichkeiten der Strahlung können also den Zellkern und das Plasma betreffen, schließlich auch noch die Zellmembran, deren Permeabilitätssteigerung bei der Bestrahlung von Geweben für die

Änderung der osmotischen Eigenschaften der Zellen verantwortlich ist.

Ionisierende Strahlung führt am Zellkern zur Verlangsamung und Störung der Kernteilung bzw. der Zellteilung. Auf das Stadium der Kernpyknose, das heißt einer Verplumpung und Zusammenballung des Chromatins mit Störung der Kernteilung oder ihrer völligen Unterbindung (Pseudoamitosen), folgen Kernzerfall (Karyorhexis) und schließlich Zellauflösung (Zytolyse). Die Zelle besitzt im Stadium der Mitose ihre größte Strahlenempfindlichkeit. Werden ruhende Kerne von ionisierender Strahlung getroffen, so wird die Strahlenwirkung erst bei Eintritt der Teilung sichtbar. Das Zeitintervall zwischen Strahleninsult und dem Auftreten der Strahlenschädigung, in welchem sich die geschädigte Zelle wie eine normale Zelle verhält, bezeichnet JÜNGLING als Latenzzeit.

Die Strahlenempfindlichkeit der einzelnen Zellarten ist nicht gleich. Daher werden auch in Geweben, die aus verschiedenen Zellarten bestehen, die empfindlicheren zuerst von der Strahlung angegriffen. Nachdem der menschliche Organismus viele Zelltypen und Gewebsarten aufweist, ergibt sich die schwierige Frage, ob die normalen Gewebe des Organismus bezüglich ihrer Strahlenempfindlichkeit in eine Reihenfolge gebracht werden können. Einen Anhaltspunkt gibt eine Übersichtstabelle von HOLTHUSEN, der die Gewebe in der Reihenfolge ihrer abnehmenden Strahlenempfindlichkeit anführt:

Lymphgewebe, Knochenmark,	Nieren,
Thymus,	Abdominaldrüsen (Nebenniere,
Ovarien,	Leber, Pankreas),
Hoden,	Thyreoidea,
Schleimhäute,	Muskelgewebe,
Speicheldrüsen,	Bindegewebe und Gefäße,
Haarpapillen,	Knorpelgewebe,
Schweiß- und Talgdrüsen,	Knochengewebe,
Epidermis,	Ganglienzellen,
Seröse Häute, Lungen,	Nerven.

Pathologische Zellformen, also auch die Krebszelle, gelten allgemein als empfindlicher wie ihre Normalform. Diese Tatsache entspricht dem Gesetz von BERGONIE und TRIBONDEAU (1906), wonach lebende Zellen um so strahlenempfindlicher sind, je größer ihre reproduzierende Aktivität ist, je länger die Phase der mitotischen Zellteilung dauert und je weniger ihre morphologische Form und Funktion endgültig fixiert ist.

Auf dieser unterschiedlichen Strahlenempfindlichkeit beruht die strahlentherapeutische Beeinflussung des Krebsgewebes, das weniger ausdifferenziert ist und eine höhere Mitoserate als seine Stammzellen aufweist.

Zellarten oder Gewebe, welche strahlenempfindlicher sind als das umgebende Gewebe, bezeichnet man als elektiv empfindlich. Der Grad der Elektivität ist relativ und wird durch den Elektivitätsfaktor (WACHSMANN) ausgedrückt.

Unter Elektivitätsfaktor ist das Verhältnis der zulässigen Dosis in der Umgebung des Tumors zur erforderlichen Dosis am Tumorherd zu verstehen. Die gestellte Aufgabe einer Zerstörung des Tumors oder Schädigung desselben kann nur dann gelöst werden, wenn der Elektivitätsfaktor zumindest die Größe 1 hat. Je mehr der Elektivitätsfaktor diesen Wert überschreitet, um so eher läßt sich der beabsichtigte Effekt erreichen.

Die verschiedenen Krebsgewebe weisen ebenso wie das normale Gewebe eine unterschiedliche Strahlenempfindlichkeit auf. Vom Binde- und Stützgewebe ausgehende Tumoren sind strahlenempfindlicher als Tumoren epithelialer Herkunft. Es wird angenommen, daß auch der Differenzierungsgrad der Stammzelle, aus welcher sich die Krebszelle entwickelt hat, auf ihre Strahlenempfindlichkeit einen gewissen Einfluß ausübt. Auch innerhalb eines Tumors kann eine unterschiedliche Strahlenempfindlichkeit der Zellen bestehen, ein Umstand, der auf die verschiedenen Entwicklungsstadien der Zellen zurückzuführen ist.

Die mannigfachen Wechselbeziehungen zwischen bestrahltem Muttergewebe und unbestrahltem Gewebe sowie dem Gesamtorganismus üben ebenfalls einen Einfluß auf die durch biochemische Alterationen und Reaktionen hervorgerufene morphologische Veränderung der Krebszelle und des Krebsgewebes aus. Temperatursteigerungen führen zur Erhöhung der Zellteilungsgeschwindigkeit der Tumorzellen und damit zu einer erhöhten Strahlensensibilität. Die Durchblutung, der Quellzustand des Gewebes, sein Betriebsstoffwechsel und die Gewebsreaktion stellen weitere biologische Faktoren dar, die auf die Strahlenempfindlichkeit einen bedeutenden Einfluß ausüben. Sie werden bei manchen therapeutischen Maßnahmen der Allgemeinbehandlung berücksichtigt.

Die morphologischen Veränderungen am menschlichen Gewebe nach Einwirkung ionisierender Strahlen lassen sich nach KNIERER sehr übersichtlich in drei Gruppen einteilen:

1. Am Epithelgewebe, bei welchem die Schädigungen zuerst auftreten, kommt es zu den bereits beschriebenen Zellveränderungen, welche bis zur Nekrose und Zytolyse führen.
2. Beim Stützgewebe kommt es zunächst zu entzündlich-zelligen Infiltraten, dann zur ödematösen Durchtränkung des Gewebes und in späteren Stadien zur Bildung eines homogenen zellarmen hyalin-sklerotischen Narbengewebes.
3. Die Kapillaren erfahren eine frühzeitige Ausweitung der Lichtung und Veränderungen der Endothelzellen mit Erhöhung der Permeabilität. Wie bei größeren Arterien und Venen kommt es zu einer Hyalinisierung der Gefäßwand und schließlich zu einer Verödung der Gefäßlichtung.

Für die Strahlentherapie des Krebses ergibt sich damit die vielfach belegte Tatsache, daß — abgesehen von der völligen Zerstörung der Krebszelle — mit Ausbildung eines Narbengewebes auch intakte Krebszellen durch völligen Einschluß und Abkapselung in einer hyalinisierten Narbe ausgeschaltet werden können.

Für den Heilungsvorgang kommt dem lokalen Bindegewebe (Muttergewebe) eine besondere Bedeutung zu, abgesehen von der allgemeinen Abwehrkraft des Körpers, von welcher noch später ausführlicher zu sprechen ist. Die lokale Abwehrkraft des Bindegewebes äußert sich in der Bildung eines gefäßreichen Granulationsgewebes, das die durch Strahlenbehandlung entstehenden Krebszelltrümmer beseitigt, gegenüber noch funktionsfähigen Krebszellen eine Abwehrfunktion zu erfüllen hat und das schließlich zur Narbenbildung führt.

Damit ergibt sich für den Strahlentherapeuten die schwierige Aufgabe, die Toleranz des die Geschwulst umgebenden Bindegewebes auf keinen Fall zu überschreiten und trotzdem eine möglichst hohe tumorschädliche Dosis zu verabfolgen. Erhöht werden die Schwierigkeiten noch durch die Tatsache, daß die Mehrzahl der Tumoren im Körperinneren gelegen ist und damit die Haut sowie größere Volumina gesunden Gewebes durchstrahlt werden müssen. Aus diesem Grunde rückte zumindest in den ersten Jahrzehnten der Strahlentherapie des Krebses die Haut als limitierender Faktor für die Höhe der zu applizierenden Strahlendosis in den Mittelpunkt des Interesses und wurde damit auch Gegenstand ausführlicher strahlenbiologischer Untersuchungen.

Der Effekt einer Strahlenbehandlung und die Reaktion des Krebsgewebes hängt, wie aus dem Gesagten hervorgeht, von zahlreichen komplexen biologischen Faktoren ab, wobei auch die Lokalisation des Tumors, seine Größe und Ausdehnung, seine Gefäßversorgung, das ausreichende Vorhandensein von Bindegewebe im Bereiche des Tumors als Gegengewebe, die Strahlenempfindlichkeit der durchstrahlten Organe und nicht zuletzt der Allgemeinzustand und das Alter des Patienten eine bedeutende Rolle spielen.

2. Einführung in die Methodik der Strahlenbehandlung

Die zur Anwendung gelangenden Bestrahlungsmethoden richten sich nach den erwähnten biologischen Faktoren, besonders nach der Größe des Tumors und seiner Lokalisation. Die Anpassung an die gegebenen Verhältnisse erfolgt durch die richtige Wahl

1. der zeitlichen Dosisverteilung,
2. der räumlichen Dosisverteilung und
3. der Strahlenqualität.

Die zeitliche Dosisverteilung erhöht die Elektivität der Strahlenwirkung auf das Tumorgewebe, da die Toleranzgrenze des gesunden Gewebes mehr ansteigt als die des Krebsgewebes. Zur Anwendung gelangen zwei Methoden:

1. die Protrahierung,
2. die Fraktionierung.

Die Protrahierung wird heute nur mehr in der Radiumtherapie durchgeführt. Es wird die Dosis pro Zeiteinheit stark vermindert, weshalb sich die Bestrahlung über lange Zeitabschnitte erstrecken muß. Als Beispiel dient die Pariser Methode der intrauterinen Radiumbehandlung, bei welcher schwach armierte Präparate durch mehrere Tage hindurch liegenbleiben. Vielfach wird aber auch die Radiumtherapie als protrahierte-fraktionierte Kombinationsbehandlung durchgeführt.

Die Fraktionierung, das heißt die Verteilung einer Gesamtdosis auf kleinere, meist gleichgroße Einzeldosen, die in gleichen Zeitabschnitten 24 stündig, aber auch 12- und 48-stündig verabfolgt werden, hat weitaus größere Bedeutung, sie stellt eine heute allgemein anerkannte und geübte Behandlungsmethode dar. Das Ausmaß der Fraktionierung hängt vom jeweiligen Zustandsbild ab, wobei unter anderem die schon vorangegangene Hautbelastung des Patienten berücksichtigt werden muß. Die Gesamtbestrahlungsdauer beträgt normalerweise 2 bis 5 Wochen.

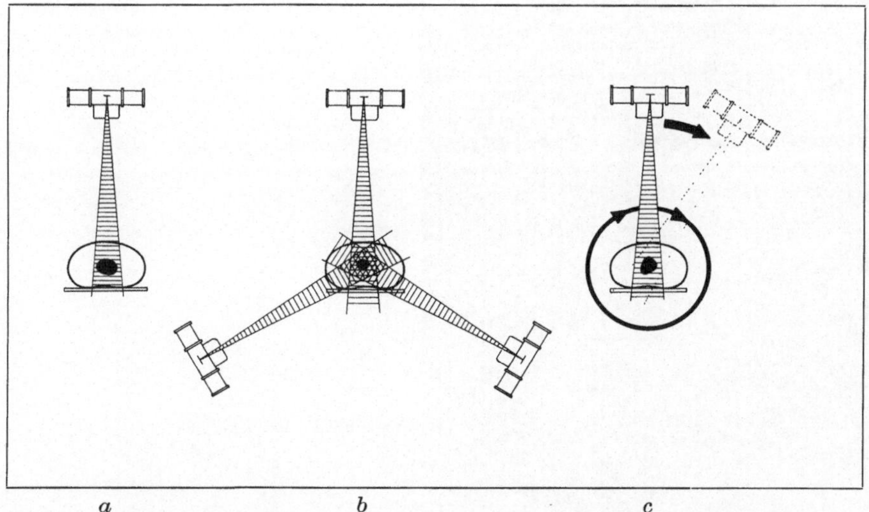

a   b   c

Abb. 1. Schematische Darstellung der Stehfeld- (a), Kreuzfeuer- (b) und Bewegungsbestrahlung (c)

Die räumliche Dosisverteilung spielt besonders bei der Bestrahlung tiefer liegender Tumoren, z. B. intrathorakaler oder intraabdomineller Tumoren, die von einem Bestrahlungsfeld aus keine ausreichende Herddosis erhalten können, eine bedeutende Rolle, da nur bei sorgfältiger Konzentration der Strahlung auf den Krankheitsherd und ausreichender Schonung des durchstrahlten gesunden Körpergewebes eine Heilreaktion zu erwarten ist. Aus dieser Erkenntnis heraus wurde die ursprünglich angewandte Großfeldfernbestrahlung zugunsten zweckmäßigerer Bestrahlungsmethoden verlassen. Zu den Routinemethoden gehören heute die Kreuzfeuerbestrahlung, die Sieb- oder Rasterbestrahlung und die Bewegungsbestrahlungsmethoden, welche als Pendel- oder Teilwinkelbestrahlung, Rotationsbestrahlung und seltener als Pendelkonvergenz- oder Konvergenzbestrahlung zur Anwendung gelangen.

Die *Kreuzfeuerbestrahlung* von zwei bis vier, aber auch von mehr Feldern aus durchgeführt, erfordert eine sorgfältige Zentrierung und richtige Feldwahl. Mit der Verwendung eines Kompressionstubus kann bei der Strahlenbehandlung intraabdomineller Tumoren der Bestrahlungseffekt verbessert werden.

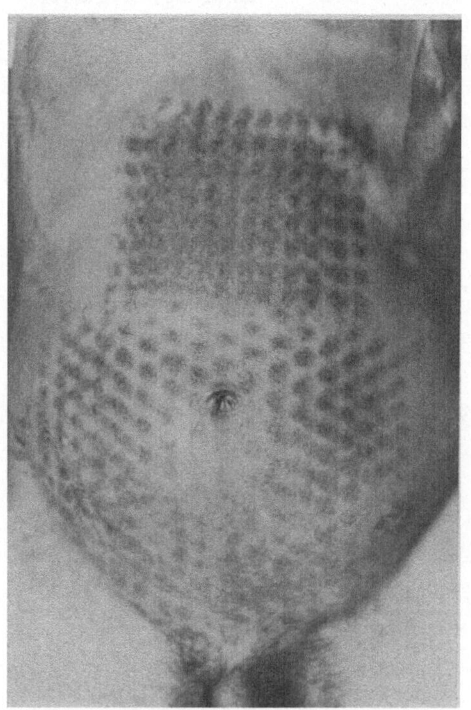

Abb. 2. Bestrahlungsfelder nach abgeschlossener Siebbestrahlung

Die *Sieb- oder Rasterbestrahlung* wird meist von einem oder zwei Gegenfeldern aus durchgeführt. Das Prinzip der Siebbestrahlung beruht auf der Aussparung von Gewebssäulen, die eine verminderte Strahlenbelastung erfahren und so Ausgangspunkt der Regeneration und der reparativen Gewebsvorgänge darstellen. Von der Siebbestrahlung wird gefordert, daß die Dosis im gesunden Gewebe so inhomogen wie möglich und im Tumor selbst dagegen so homogen wie möglich ist. Das Loch- oder Rastersieb hat ein Öffnungsverhältnis von meist 40 bis 50%. Für die Telekobaltbestrahlung wurde von BECKER und KUTTIG das negative Sieb entwickelt. Bei ihm sind an Stelle der Öffnungen zentrierte Wolframbolzen angeordnet. Damit wird das Bestrahlungsfeld durch eine Vielzahl abgedeckter Partien unterbrochen. Die Homogenisierung der Strahlung tritt bereits in oberflächennäheren Gewebsschichten ein, weshalb das negative Sieb vor allem zur Strahlenbehandlung von Blasenkrebsen Verwendung findet.

Die *Bewegungsbestrahlung* bezweckt eine weitere Erhöhung der relativen Tiefendosis, das heißt die Erhöhung der Dosis am Herd bei gleichzeitiger Verringerung der Dosis im durchstrahlten Gewebe und auf der Körperoberfläche. Sie stellt die Fortentwicklung der Kreuzfeuerbestrahlung dar, wobei man sich vorstellen kann, daß die auf den Herd zentrierten Hautfelder vermehrt werden und die Bestrahlung über alle Felder nicht mehr in gewissen Zeitabschnitten, sondern durch Bewegung der Strahlenquelle, seltener des Patienten, bei fließendem Übergang in einer Sitzung erfolgt. Der Tumor wird in den Drehpunkt gebracht. Der Strahlenkegel wandert unter Ausnutzung eines möglichst großen Einfallwinkels kontinuierlich um den Herd als Drehpunkt. Auch bei Verwendung ultraharter Strahlung, z.B. der Gammastrahlung einer Kobaltbombe, wird bei entsprechend günstiger Lage und Größe des Tumors eine Pendelbestrahlung über einen entsprechenden Teilwinkel oder eine Rotationsbestrahlung über einen Winkel von 330 bis 360 Grad durchgeführt.

Die *Qualität einer Strahlung* ist von deren Wellenlänge, bei der Röntgenstrahlung somit von der Erzeugerspannung und außerdem noch von der Filterung abhängig. Langwellige weiche Strahlung wird bei oberflächlich gelegenen Herden verwendet. Als Beispiel sei die Kurzdistanzbestrahlung von Hautkarzinomen oder lentikulären Metastasen angeführt. Zur Behandlung tiefgelegener Herde dient eine kurzwellige harte Strahlung. Nachdem bei der Röntgentiefenbestrahlung auch bei einer Erzeugerspannung von 250 KV keine homogene monochromatische Strahlung erzeugt wird, sondern weiche und harte Komponenten, ist es erforderlich, eine an die Röhrenspannung angepaßte Filterung zu verwenden, durch welche die weichen Komponenten geschwächt und ausgeschaltet werden. Ultraharte Röntgenstrahlung, wie sie im Betatron erzeugt werden kann oder die beim radioaktiven Zerfall des Kobalt 60 entstehende Gammastrahlung, haben eine Quantenenergie von über einer Million Volt und sind praktisch monochromatisch. Wie aus dem Gesagten hervorgeht, ist die Tiefenwirkung der Strahlung im besonderen von der Strahlenqualität abhängig. Zur Charakterisierung der Strahlenqualität wurde der Begriff der Halbwertschicht (HWS) geprägt.

Die Halbwertschicht bedeutet jene Filterdicke (Aluminium, Kupfer usw.) in mm, die imstande ist, die Strahlung auf die Hälfte ihrer Dosisleistung zu schwächen.

3. Der Bestrahlungsplan

Unter Berücksichtigung der Eigenschaften und Wirkung ionisierender Strahlung sowie der Strahlenreaktion des gesunden und kranken Gewebes wird jeder Bestrahlungsplan der Ausdehnung des Tumors, seiner Lokalisation und dem jeweiligen Zustandsbild des Patienten angepaßt. Nachdem nun die Strahlenqualität, die Bestrahlungsmethode mit ihrer typischen räumlichen Dosisverteilung und das Ausmaß der Fraktionierung grundsätzlich festgelegt sind, erhebt sich noch die Frage nach dem Bestrahlungsziel. Das Patientengut der inoperablen Krebskranken teilt sich in zwei große Gruppen:

1. Patienten, die Operationsverweigerer sind oder aus internen Gründen, häufig auch wegen der ungünstigen Lokalisation des Tumors, als inoperabel der Strahlentherapie überantwortet werden.
2. Eine bedauerlicherweise viel größere Gruppe, bei welcher die Ausdehnung des Prozesses, der schlechte Allgemeinzustand oder eine bereits erfolgte Metastasierung die Inoperabilität bedingen.

Soweit noch die Möglichkeit einer Tumorvernichtung gegeben ist, so wie es bei einem Großteil der ersten Gruppe erwartet werden kann, wird diese angestrebt, wobei die als erforderlich angesehenen Herddosen von 5 000 bis 8 000 r in ein bis zwei Serien in einem Zeitraum von 3 bis 4 Monaten zu applizieren sind. Da für die Erzielung eines anhaltenden Bestrahlungseffektes die Bestrahlung der regionären und abführenden Lymphwege erforderlich ist, werden diese, soweit sie nicht schon in das Bestrahlungsfeld einbezogen waren, durch nachfolgende ergänzende Serien erfaßt.

Ganz andere Verhältnisse herrschen bei den fortgeschrittenen Zustandsbildern, wo nicht allein die Ausdehnung des Tumors und der peritumoralen Entzündungsvorgänge, sondern meist auch der reduzierte Allgemeinzustand jede eingreifende und belastende Therapie verhindern. Die hinlänglich bekannten Komplikationen, wie Tumorzerfall und Jauchung, stellen die Folgeerscheinung einer zu konsequenten und zu schematischen Strahlentherapie dar, wobei auch der Abwehrfunktion des peritumoralen Gewebes zuwenig Beachtung geschenkt wurde. Während bei der ersten Patientengruppe ein kurativer oder zumindest längere Zeit anhaltender Bestrahlungseffekt anzustreben ist, handelt es sich bei der zweiten Gruppe um vorwiegend palliative Maßnahmen. Es obliegt nun dem Strahlentherapeuten, unabhängig von der zur Anwendung gelangenden Bestrahlungsmethode, durch individuelle Anpassung der Einzel- und Gesamtdosis einen optimalen Bestrahlungseffekt zu erzielen, wobei mit fortschreitender Besserung des Zustandsbildes noch immer die Möglichkeit gegeben ist, durch fortlaufende Fraktionierung kleiner Einzeldosen tumorwirksame Gesamtherddosen zu erzielen.

4. Aktuelle strahlentherapeutische Behandlungsmethoden

A) Telekobalttherapie

Als Telekobalttherapie bezeichnet man die Strahlenbehandlung mittels der vom Radiokobalt (Kobalt[60]) emittierten Gammastrahlung. Sie gehört in die große Gruppe der Supervolttherapie — auch Megavolttherapie genannt —, die alle ionisierenden Strahlungen mit einer Quantenenergie von über einer Million Volt umfaßt.

Die Telekobalttherapie verdankt ihre Entwicklung den Fortschritten der Reaktortechnik, welche es ermöglichen, das Radioisotop Kobalt[60] mit hohen Aktivitäten bis zum Kilocuriebereich herzustellen. Damit wurden die Voraussetzungen für die Durchführung aller Arten von Tiefentherapie geschaffen.

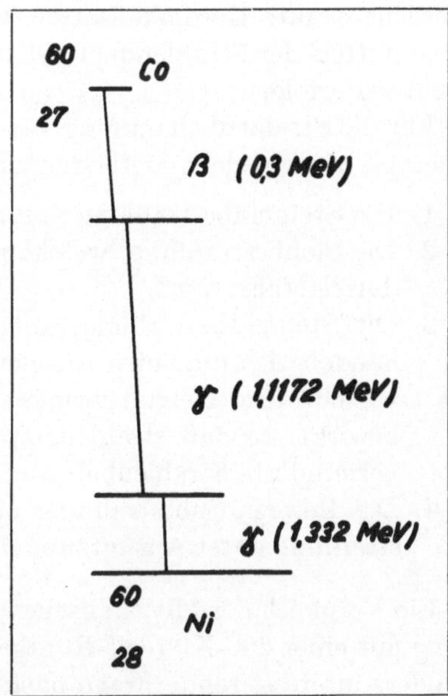

Abb. 3. Zerfallschema
von radioaktivem Kobalt

Die Halbwertzeit von Kobalt[60] beträgt 5,27 Jahre. Zur neuerlichen Aktivierung wird die Quelle wieder in die Reaktorstation zurückgeschickt. Beim radioaktiven Zerfall von Kobalt[60] entsteht unter Emission eines Elektrons mit einer Maximalenergie von 0,308 MeV zunächst ein angeregtes Nickelatom. Diese Strahlung ist unbedeutend, da sie bereits durch dünne Schichten von Material abgeschirmt wird. Beim weiteren Zerfall zu einem stabilen Nickelatom werden zwei monochromatische Gammastrahlen mit einer Energie von 1,172 MeV und 1,332 MeV emittiert. Diese Strahlung hat somit eine mittlere Energie von 1,25 MeV, was der Wirkung einer Röntgenstrahlung mit einer Erzeugerspannung von ca. 2,5 MeV entsprechen würde (1 MeV = 1 Million Elektronenvolt).

Kobalt[60] erfüllt alle Forderungen, welche an die Strahlenquelle eines Telecuriegerätes gestellt werden, um eine optimale Anwendung und Ausnutzung zu erzielen. Es besitzt eine hohe spezifische Aktivität, so daß hohe Gesamtaktivitäten auf einem kleinen Raum konzentriert werden können, die entsprechend lange Halbwertzeit von 5,27 Jahren, wodurch eine fast gleiche Strahlenintensität über einen relativ langen Zeitabschnitt zur Verwendung kommt, und alle Vorteile einer Gammastrahlung mit hoher Quantenenergie.

Da die Strahlung eines Radioisotops nach allen Seiten gleichmäßig austritt, ist die Unterbringung der Quelle in einem Abschirmgehäuse, dem sogenannten Strahlerkopf, so erforderlich, daß der Austritt der Strahlen nur nach einer Richtung in Form eines Kegels erfolgt. Die Aktivitäten schwanken zwischen 1500 und 3000 C. Die heute verwendeten Telekobaltgeräte sind Universalgeräte, die sowohl zur Stehfeld- als auch zur Bewegungsbestrahlung verwendet werden können. Die zur Bewegungsbestrahlung erforderliche exakte Herdlokalisation kann mit Hilfe von Lokalisationsaufnahmen mittels der Strahlenquelle selbst oder mit Hilfe einer Bildverstärkereinrichtung erfolgen.

Für die Strahlenbehandlung stehen wie bei der konventionellen Röntgentherapie verschiedene Methoden zur Verfügung:

1. Die Stehfeldbestrahlung von maximal 4 Feldern aus.
2. Die Siebbestrahlung, welche mit einem positiven oder negativen Sieb durchgeführt wird.
3. Die Stehfeldbestrahlung mit Hilfe eines Keil- oder Stufenfilters. Es handelt sich um einen Ausgleichsfilter aus Blei oder Wolfram, welcher verschiedene Neigungswinkel aufweist und eine Isodosenverformung bewirkt, so daß strahlenempfindliche Organe oder Gewebsteile eine verminderte Strahlenbelastung erfahren.
4. Die Bewegungsbestrahlung als Rotationsbestrahlung oder Pendelbestrahlung unter Ausnutzung des günstigsten Teilwinkels.

Ein Vergleich der physikalischen Eigenschaften der Kobalt-Gammastrahlung mit einer 200-Kilovolt-Röntgenstrahlung beantwortet zugleich die besonders interessierende Frage nach den Vorteilen einer Telekobalttherapie.

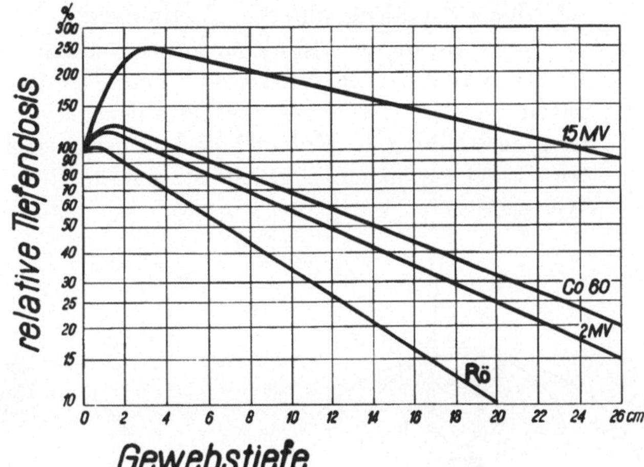

Abb. 4. Vergleich der relativen Tiefendosen bei unterschiedlichen Strahlenqualitäten

1. Die relative Tiefendosis, das heißt das Verhältnis von Oberflächendosis zur Dosis in der Tiefe, verbessert sich mit zunehmender Strahlenenergie. Der Vergleich der erzielbaren Tiefendosen ergibt gegenüber der konventionellen Röntgentiefentherapie eine deutliche Überlegenheit der Gammastrahlung.

2. Ebenso wichtig wie die Erhöhung der Tiefendosis ist die geringere Oberflächendosis der ultraharten Strahlen und die damit verbundene Verminderung der Hautbelastung, welche bekanntlich bei der konventionellen Röntgentherapie eine gewisse Einschränkung der Dosis auferlegt. Die Ursache für die Hautschonung im Strahleneintrittsfeld beruht auf der mit steigender Strahlenenergie zunehmenden Reichweite der ionisierten Teilchen im Gewebe. Sie kommen nicht mehr wie bei der konventionellen Röntgenbestrahlung an gleicher Stelle zur Wirkung, wodurch die Oberflächendosis zusätzlich belastet würde, sondern machen auf Grund ihrer höheren Energie einen längeren Weg und zwar nach vorn in Richtung der sie erzeugenden Strahlung. Damit wird das Dosismaximum bei der Gammastrahlung des Kobalt[60] von der Oberfläche um ca. 5 mm in die Tiefe verlagert. Dieser Effekt heißt Aufbaueffekt.

3. Abgesehen von dem Einfluß der Tiefendosis und der die Hautbelastung bestimmenden Oberflächendosis kommt auch der Volumendosis größere Bedeutung zu. Die Volumsdosis oder Integraldosis gibt die gesamte vom Körper absorbierte Strahlenmenge an. Sie wird zur Herddosis in Beziehung gesetzt und ermöglicht so einen objektiven Vergleich ver-

schiedener Strahlenqualitäten. Bestimmend für die Integraldosis sind die Unterschiede der Strahlenabsorption durch Gewebe verschiedener Dichte, z.B. Knochen, Muskel oder Fett. Die Absorptionsunterschiede gleichen sich mit zunehmender Strahlenenergie aus, so daß bei der Gammastrahlung des Kobalt[60] die Strahlenabsorption dieser angeführten Gewebe annähernd gleich ist und in Höhe wasseräquivalenter Werte liegt.

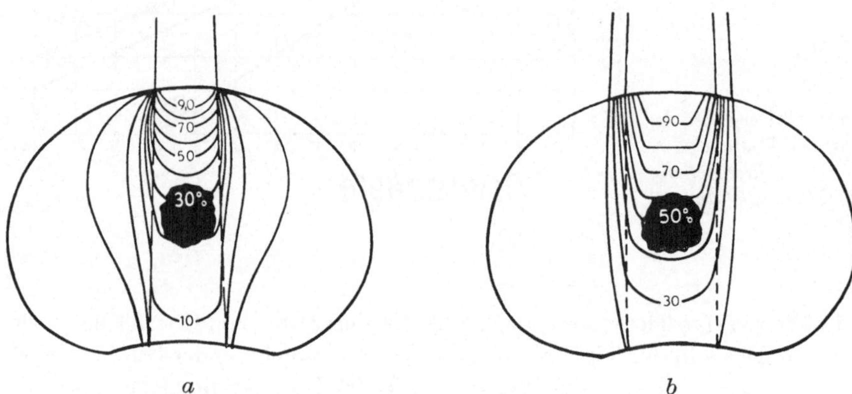

Abb. 5. *Vergleich der Herddosen bei Röntgenstehfeldbestrahlung (a) und Telekobaltstehfeldbestrahlung (b)*

Die im Vergleich zur konventionellen Röntgentherapie günstigeren physikalischen Eigenschaften der Gammastrahlung bedeuten für den Strahlenarzt eine wesentliche Erleichterung und Vereinfachung der Bestrahlungstechnik und für den Patienten eine Verminderung der Strahlenbelastung.

Für eine Strahlenbehandlung mittels Telekobalttherapie eignen sich besonders tiefliegende Tumoren des Stammes, z.B. intrathorakale oder intraabdominelle Tumoren. Im Schädel und Halsbereich stellt die höhere relative Tiefendosis und die damit verbundene, nicht unerhebliche Austrittsdosis an den Gegenfeldern eine gewisse unerwünschte Belastung dar.

Da die Hautreaktion als Maßstab der Gewebstoleranz wegfällt, besteht bei Überdosierung die Gefahr der Spätschädigung des Unterhautzellgewebes und tieferer Gewebsschichten, ähnlich wie sie bereits bei der Röntgentherapie als indurative Ödeme und plattenartige Fibrosen bekannt geworden sind.

Die Dosierung und Fraktionierung der Gesamtdosis unterscheidet sich nicht wesentlich von der konventionellen Röntgentherapie. Gesamtherddosen von mehr als 4000 bis 5000 r in einer Serie werden insbesondere bei inoperablen Krebspatienten kaum zur Anwendung kommen. Wird ein kuratives Behandlungsergebnis angestrebt, empfehlen sich Herddosen von 5000 bis 8000 r in 1 bis 2 Serien in einem Zeitraum von 3 bis 4 Monaten und ergänzende Bestrahlung der regionären und abführenden Lymphwege, soweit sie nicht schon in das Bestrahlungsfeld einbezogen waren.

Die nicht unwesentliche Verbesserung der Bestrahlungsergebnisse nach Telekobalttherapie im Vergleich mit konventioneller Röntgentherapie (200 KV — 250 KV) zeigen folgende statistische Angaben sehr deutlich. Die 3-Jahresüberlebenszeit verifizierter Bronchialkarzinome konnte z.B. nach HELLRIEGEL von 6% auf 25% erhöht werden. BECKER und KUTTIG sehen nach Durchführung der Telekobalttherapie in 87% der Fälle einen palliativen Effekt gegenüber nur 40% nach konventioneller Röntgentherapie. FRANKE und DIETER sehen sogar bei dem strahlentherapeutisch schlecht beeinflußbaren Blasenkarzinomen eine deutliche Verbesserung der Überlebenszeiten gegenüber nur röntgenbestrahlten Patienten. HESS und BECKMANN berichten über eine Verbesserung der Heilungsergebnisse beim Pharynx- und Larynxkarzinom um 10% gegenüber den konventionellen Methoden. SCHUBERT und HÖHNE beobachteten bei ihrem gynäkologischen Patientengut nicht nur eine bessere Verträglichkeit der Supervoltstrahlung, sondern auch geringere Spätfolgen und eine gewisse Verbesserung der Heilungsrate.

B) ELEKTRONENTHERAPIE

Die Entwicklung der Elektronentherapie ist eng an die technische Entwicklung gebunden, da die Reichweite der Elektronen, als Faktor der Strahlenenergie, von der Leistungsfähigkeit des Elektronenbeschleunigers abhängt. Die Eindringtiefe der Elektronen wächst mit steigender Energie und sinkt mit zunehmender Dichte der absorbierenden Materie.

Die Elektronentherapie gehört, wie die Telekobalttherapie, zur Megavolttherapie, die nach WIDERÖE in drei große Energiebereiche eingeteilt wird:

1. niedrige Megavoltenergien 1 MeV bis 3 MeV,
2. mittlere Megavoltenergien 3 MeV bis 20 MeV,
3. hohe Megavoltenergien oberhalb 20 MeV.

Die Teilchenbeschleuniger werden nach ihrer Arbeitsweise unterschieden. In Verwendung stehen:

1. Einfachbeschleuniger, bei welchen die elektrisch geladenen Teilchen ein einziges elektrisches Feld durchlaufen.
2. Vielfachbeschleuniger, bei welchen die elektrisch geladenen Teilchen mehrfach eine geringe Spannungsdifferenz durchlaufen.

Je nachdem, ob sich die Teilchen auf einer geradlinigen oder gebogenen Bahn bewegen, unterscheidet man bei den Vielfachbeschleunigern:

1. Linearbeschleuniger (Linearakzeleratoren),
2. Umlaufbeschleuniger (Betatron, Asklepitron, Zyklotron).

Die Einfachbeschleuniger (Kaskadengeneratoren, Bandgeneratoren nach VAN DE GRAAFF) besitzen mehr historisches Interesse. Sie werden im Hinblick auf den erforderlichen räumlichen Aufwand und der geringen erzielbaren Teilchenenergie kaum noch verwendet.

Die heute im medizinischen Gebrauch stehenden Beschleunigungsapparaturen sind fast ausschließlich Linear- oder Umlaufbeschleuniger, mit welchen Elektronenenergien bis zu 35 MeV und mehr erzeugt werden können.

Im niedrigen Megavoltbereich findet die Elektronenbestrahlung nur für Oberflächenbehandlungen Verwendung, sie kann daher in fast demselben Ausmaß auch durch Röntgenstrahlung ersetzt werden. Elektronenenergien bis zu 5 MeV ergeben eine Reichweite von ca. 1,5 bis 2 mm im Gewebe.

Die mittels Mehrfachbeschleuniger erzielte Elektronenstrahlung gehört in den mittleren und hohen Megavoltbereich. 6 bis 20 MeV Elektronenenergie haben einen Wirkungsbereich von 2 cm bis 8 cm, weshalb auch von *Elektronenhalbtiefentherapie* gesprochen wird. Tiefergelegene Herde erfordern zur Durchführung einer Elektronentiefentherapie Energien von 25 MeV und mehr.

Die Erzeugung von Elektronenstrahlung erfolgt bei allen Beschleunigungsapparaturen nach demselben Prinzip. Geladene Korpuskel erhalten durch elektrische Spannung sehr hohe Geschwindigkeiten. Die beschleunigten Elektronen können bei den meisten Apparaturen auch auf ein sogenanntes Target, entsprechend der Antikathode einer Röntgenröhre, abgelenkt werden und erzeugen dann bei ihrem Aufprall eine hochenergetische, strahlentherapeutisch verwendbare elektromagnetische Wellenstrahlung. Entsprechend ihrem Wirkungsmechanismus bestehen die Beschleuniger aus einer Einrichtung zur Erzeugung der geladenen Korpuskel (Jonen- oder Elektronenquelle) und der eigentlichen Beschleunigungsapparatur mit dem Beschleunigungsrohr.

Beim *Linearbeschleuniger* wird durch eine Wanderwelle in einem Hohlraumresonator ein multiples elektrostatisches Feld erzeugt, so daß die Elektronen auf einer geraden Bahn beschleunigt werden können. Das Beschleunigungsrohr ist aus physikalischen Gründen durch konzentrische Blenden unterteilt, wobei je zwei Blenden mit der Rohrwandung zusammen einen sogenannten Hohlraumresonator bilden. Die Beschleunigung der Elektronen erfolgt von Blende zu Blende um die Spannungsdifferenz der Wanderwelle, bis die Elektronen annähernd Lichtgeschwindigkeit erreicht haben. Da die zur Erzeugung einer Wanderwelle verwendeten Hochfrequenzgeneratoren ihre hohe Leistung nicht im Dauerbetrieb abgeben können, müssen sie gepulst werden, das heißt, sie senden nur während der Dauer eines kurzzeitigen Impulses. Die Elektronenstrahlung des Linearbeschleunigers ist daher auch keine kontinuierliche Strahlung gleichbleibender Intensität, sondern eine Impulsstrahlung, bei welcher relativ kurzzeitige Strahlungsimpulse sehr hoher Intensität von Pausen unterbrochen werden. Mit den Impulsen des Hochfrequenzgenerators ist der Elektroneninjektor gekoppelt, so daß jeweils im richtigen Moment ein Elektronenbündel mit der erforderlichen Anfangsgeschwindigkeit in den ersten Hohlraumresonator eingeschossen wird. Weitere physikalisch-technische Einzelheiten, z. B. über magnetische Linsen oder Ablenkfelder, Feldausblendungen und Vorrichtungen zur Modellierung des Strahlenkegels, würden den hier gegebenen Rahmen bei weitem überschreiten.

Der *Umlaufbeschleuniger* arbeitet nach dem Prinzip eines gewöhnlichen Wechselstromtransformators, bei dem jedoch die Sekundärwicklung durch ein evakuiertes ringförmiges Rohr (Vakuumgefäß) ersetzt ist, in welches die Elektronen mit Hilfe einer Injektionsvorrichtung eingeschossen werden. Die Elektronen werden nun in Richtung eines induzierten elektrischen Feldes mit Hilfe eines senkrecht zur Bewegung der Elektronen gerichteten Magnetfeldes auf einer Kreisbahn beschleunigt, wobei mit jedem Umlauf ein Energiegewinn entsprechend der Windungsspannung des Transformators erzielt wird. Ist die erstrebte Geschwindigkeit erreicht, so wird die Kreisbahn unterbrochen, so daß die Elektronen in einem engen Bündel durch ein Austrittsfenster das Vakuumgefäß verlassen können. Als Elektronenquelle dient wieder eine Injektor-Glühkathode, von der aus die Elektronen durch eine kleine Hohlanode vorbeschleunigt werden, bevor sie tangential in die eigentliche ringförmige Umlaufbahn kommen.

Um Elektronen auf sehr hohe Energien zu beschleunigen, sind komplizierte Anlagen erforderlich, deren räumliche Ausmaße und Herstellungskosten eine Verwendung für therapeutische Zwecke auf breiter Basis verhindern. Beim *Elektronensynchrotron* werden Elektronen zuerst nach dem Prinzip des Betatrons auf annähernd Lichtgeschwindigkeit beschleunigt und anschließend in das Synchrotron eingeschossen, wo sie durch Hochfrequenzfelder auf höchste Energien gebracht werden. Eine ähnliche Anlage stellt das *Synchrozyklotron* dar.

Die Elektronentherapie wird in erster Linie als Stehfeldbestrahlung durchgeführt. Da die Elektronenbündel sehr schmal sind, werden sie durch in den Strahlengang gebrachte Metallfolien oder magnetische Ablenkung aufgestreut, so daß auch die für therapeutische Zwecke erforderliche Feldgröße erzielt wird. Die Stehfeldbestrahlung in Form einer Sieb- oder Gitterbestrahlung wurde vor allem zur Vermeidung von Spätschädigungen eingeführt.

Die Bewegungsbestrahlung ist für solche Fälle von Bedeutung, bei welchen die zu bestrahlende Fläche so großes Ausmaß hat, daß eine Stehfeldbestrahlung nur unter größeren Schwierigkeiten und durch Aneinanderreihung von mehreren Feldern durchgeführt werden kann oder ein homogener Bestrahlungsmantel erwünscht ist (z. B. Behandlung eines Cancer en cuirasse).

Die Einwirkung energiereicher Elektronen auf Materie führt zu unterschiedlichen Reaktionen:

Die Kraftfelder der Atomkerne lösen eine Streuung der Elektronen aus, worunter die Ablenkung aus ihrer Bewegungsrichtung ohne Energieverlust zu verstehen ist.

Eine Abbremsung der Elektronen erfolgt, wobei es zu einem Energieverlust derselben und zur Anregung oder Ionisation von Atomen bzw. Molekülen sowie zur Bildung von Sekundärelektronen kommt.

Bei Durchstrahlung von Materie höherer Dichte mit Elektronenstrahlung von über 10 MeV wird ein Teil der absorbierten Energie in Röntgenbremsstrahlung umgesetzt.

Der durch den Ionisationsvorgang eintretende Energieverlust der eingestreuten Elektronen ist im Bereiche von 1 MeV bis 30 MeV ziemlich gleichmäßig. Kurz vor Bahnende steigen Energieverlust und damit das Ionisationsvermögen stark an. Die räumliche Dosisverteilung der Elektronen wird durch den Energieverlust und durch die Streuung, welche wieder von der Anfangsenergie und Dichte der absorbierten Materie abhängt, bestimmt. Vielfache Streuung der einfallenden Elektronen und Ablenkung aus ihrer Bewegungsrichtung führen zu einer Ausweitung des Strahlenbündels und damit zu seiner sogenannten Pinsel- oder Flaschenform.

Die Bedeutung schneller Elektronen für die Strahlenbehandlung liegt in ihrer begrenzten Reichweite und der typischen Dosisverteilung mit Ausbildung eines Dosismaximums knapp hinter der Oberfläche der bestrahlten Materie, sowie ihres steilen, glockenförmigen Abfalls bis zum Elektronenbahnende. Die maximale Tiefendosis beträgt etwa das 1- bis 1,5 fache der Oberflächendosis. Absorption und Streuung werden unter Umständen durch die unterschiedliche Dichte biologischer Objekte, z. B. Knochensubstanz gegenüber den Weichteilen, beeinflußt.

Die Elektronenbestrahlung wird, da die Einzeitbestrahlung keine wesentlichen Vorteile bietet, als fraktionierte Strahlenbehandlung durchgeführt. Die erforderlichen Herddosen sollen etwas höher liegen als bei der konventionellen Röntgentherapie. Die Gesamtherddosen werden in Abhängigkeit vom morphologischen Aufbau des Tumors und der Tumorlokalisation mit 3000 r bis 8000 r angegeben. Die Verwendung eines Siebes erhöht die Einzel- und Gesamtherddosis. Indikationsgebiete der Elektronentherapie sind alle einer Oberflächen- oder Halbtiefentherapie zugänglichen Tumoren. Für die Durchführung einer Tiefentherapie sind Anlagen mit sehr hohen Elektronenenergien, z. B. 31 MeV, erforderlich.

Die Strahlenreaktion nach Durchführung einer Elektronenbestrahlung tritt früher und heftiger ein als nach konventioneller Strahlentherapie, sie wird durch die besondere Lage des Dosismaximums ausreichend erklärt.

Die begrenzte Reichweite der schnellen Elektronen und die Möglichkeit, hohe Tumordosen mit geringerer Hautbelastung und ohne Mitbestrahlung tiefergelegener gesunder Gewebe zu applizieren, stellt einen besonderen Vorteil der Elektronentherapie dar und läßt eine Verbesserung der mit konventioneller Strahlentherapie erzielten Behandlungsergebnisse erwarten. Wie weit sich die Elektronentherapie in Richtung von Linearbeschleuniger oder Umlaufbeschleuniger entwickeln wird, ist noch nicht abzusehen.

C) Therapie mit Radioisotopen

Einleitung

Isotope sind Atome, die zwar zum gleichen chemischen Element gehören, sich aber im Kernaufbau voneinander unterscheiden. Die Zahl der Protonen, damit auch die Elektronenhülle und die von dieser bestimmten chemischen Eigenschaften, sind gleich. Sie haben eine unterschiedliche Zahl von Neutronen im Kern, weshalb sie bei gleicher Ordnungszahl nur durch die Massenzahl (Atomgewicht) unterschieden werden können. Von fast allen Elementen sind Isotope bekannt, welche man als stabile Isotope bezeichnet.

Neben diesen stabilen Isotopen gibt es auch solche, die spontan zerfallen, wobei eine Reihe von Elementen durchlaufen werden können, bis als Endprodukt ein stabiles Isotop entsteht. Diese Umwandlung tritt unabhängig davon ein, in welcher chemischen Verbindung sich das Atom befindet. Bei jeder Atomumwandlung wird Energie in Form von Korpuskularstrahlung und zum Teil auch als Quantenstrahlung frei. Dieses Phänomen, daß gewisse Elemente spontan Strahlung aussenden, heißt *Radioaktivität*.

Die freiwerdende Korpuskularstrahlung ist eine α-Strahlung
(Atomkerne des Helium)
und eine β-Strahlung
(Kathodenstrahlung = Elektronen).
Die begleitende quantenhafte Gammastrahlung stellt eine elektromagnetische Wellenstrahlung dar. Sie ist eine Begleiterscheinung der Elektronenemission beim Übergang eines Atomkernes in einen Folgekern und entspricht dem Betrag der überschüssigen Anregungsenergie des Folgekernes.

Weiterhin entsteht Gammastrahlung bei der Vereinigung eines Positron (β^+) mit einem Elektron (β^-), wobei an Stelle des Elektronenpaares zwei Gammaquanten treten. Bei Kernen, deren Instabilität auf einer zu großen Anzahl von Protonen beruht, kann ein Elektron aus der kernnächsten Schale

(K-Schale) entnommen werden. Beim Übertritt eines kernfernen Elektrons in die K-Schale wird dann die jeweilige Röntgen-K-Strahlung emittiert.

Den therapeutischen Effekt der Radioisotope bewirken im wesentlichen die Beta-Strahlung und die Gammastrahlung, welche in schon beschriebener Weise die Ionisationsvorgänge und biologischen Effekte auslösen.

Die radioaktiven Elemente — die Radionuklide — werden in zwei Gruppen eingeteilt:

1. natürliche radioaktive Kerne,
2. künstliche radioaktive Kerne (künstliche Radioisotope).

Die natürlichen radioaktiven Kerne zerfallen über bestimmte Umwandlungsstufen. Es gibt vier radioaktive Zerfallsreihen:

1. die Thorium-Reihe,
2. die Neptunium-Reihe,
3. die Uran-Radium-Reihe,
4. die Uran-Aktinium-Reihe.

Es verwandelt sich z.B. das Element Radium, das schon über eine Reihe von Umwandlungen aus dem natürlichen radioaktiven Kern Uran entstanden ist, zum inaktiven Blei (Pb^{206}), einem stabilen Isotop des Pb^{207}.

Künstliche Radioisotope werden fast ausschließlich im Uranmeiler erzeugt, indem verschiedene Elemente in den intensiven Neutronenfluß des Uranmeilers eingebracht und ihm ausgesetzt werden. Die Neutronen treten in den Atomkern ein und bewirken die Umwandlung zu einem Radioisotop. Auch Spaltungsprodukte des Uran sind radioaktiv und gewinnen zunehmend medizinische Bedeutung. Eine weitere Möglichkeit der Erzeugung von Radioisotopen ist der Beschuß eines Atomkernes mit

α-Strahlen eines natürlichen radioaktiven Elementes, z.B. des Radiums oder mit energiereichen Korpuskeln, z.B. der

β-Strahlung eines Elektronenbeschleunigungsapparates, wie es das Zyklotron oder der van de Graaff-Generator darstellen.

Die Vorteile der künstlichen Radioisotopen beruhen neben dem gegenüber natürlichen radioaktiven Elementen wesentlich günstigeren Preis, vor allem auf der Möglichkeit, von fast jedem Element verschiedene Isotope mit unterschiedlicher Lebensdauer und Strahlenqualität herstellen zu können, so daß für die medizinische Verwendung der Radioisotope eine ausreichend große Auswahl und damit auch die Möglichkeit einer individuellen Anpassung an das jeweilige Krankheitsgeschehen gegeben ist.

Mit der Angabe der Aktivität, der Halbwertzeit und der Strahlenqualität können die Eigenschaften jedes Radioisotops ausreichend genau definiert werden.

Unter *Aktivität* eines radioaktiven Strahlers sind die pro Zeiteinheit in ihm ablaufenden Zerfallsvorgänge zu verstehen. Sie werden in Curie, Millicurie und Microcurie gemessen.

Ein Curie ist diejenige Menge irgendeiner radioaktiven Kernart, deren Aktivität $3{,}7 \cdot 10^{10}$ Zerfallsvorgänge/sec. beträgt, sie entspricht ungefähr der Strahlung von 1 g Radium.

1 Millicurie (mC) $= 3{,}7 \cdot 10^7$ Zerfallsvorgänge/sec.
1 Microcurie (μC) $= 3{,}7 \cdot 10^4$ Zerfallsvorgänge/sec.

Die *spezifische Aktivität* stellt die Menge der in 1 g einer strahlenden Substanz enthaltenen Aktivität dar und wird in c/g, in mC/g oder μC/g ausgedrückt. Da die Lebensdauer eines Radioisotops schon im Hinblick auf seine Verwendbarkeit von Bedeutung ist, wird sie von jedem Radioisotop als *Halbwertzeit* angegeben. Es handelt sich um den Zeitabschnitt, nach dessen Ablauf die Hälfte der Atome umgewandelt ist.

Das übliche Maß für die Geschwindigkeit bzw. die Energie, mit welcher die Elektronen aus dem Kern austreten, ist das Elektronenvolt. Vielfach davon sind das Kilovolt (KV) = 1000 eV oder das Megaelektronenvolt (MeV) = 1000 KV.

Einige strahlentherapeutisch wichtige Radioisotope

| Element | Symbol | Halbwertzeit | *Energie in MeV* | | Verwendungsform |
			β	γ	
Gold	$_{79}\text{Au}^{198}$	2,69 Tage	0,97	0,411	Implantation Infiltration Instillation
Wismut	$_{83}\text{Bi}^{206}$	6,4 Tage	—	1,72	Infiltration
Kobalt	$_{27}\text{Co}^{60}$	5,3 Jahre	0,31	1,17 1,33	Fernbestrahlung, Kontaktbestrahlung (Perlen, Makrosuspension, Plastobalt)
Iridium	$_{77}\text{Ir}^{192}$	70 Tage	0,59	0,19 —0,61	Implantation
Jod	$_{53}\text{J}^{131}$	8,1 Tage	0,606 0,25	0,637 0,363 0,282 0,08	interne Behandlung

Element	Symbol	Halbwertzeit	Energie in MeV β	γ	Verwendungsform
Phosphor	$_{15}P^{32}$	14,3 Tage	1,69	—	Infiltration interne Behandlung
Silber	$_{47}Ag^{110}$	225 Tage	2,97 0,59	0,66 1,48	Infiltration
Tantal	$_{73}T^{182}$	120 Tage	0,53	0,46 —1,237	Implantation
Strontium/ Yttrium	$_{38}Sr^{90}/_{39}Y^{90}$	28 Jahre/ 61 Stunden	0,61/ 2,35	—	Kontaktbestrahlung Infiltration

Die angeführten Radioisotope stellen nur einen kleinen Ausschnitt dar und kommen besonders häufig zur Anwendung. Allein von Harwell (England) können über 50 Radioisotope bezogen werden.

a) *Implantationsbehandlung*

Das Einbringen einer Strahlenquelle in einen oberflächennahen oder leicht zugänglichen Tumor ermöglicht eine Kontaktbestrahlung, bei der infolge der hohen Konzentration der Dosis am Herd und der durch den steilen Dosisabfall bedingten Schonung des tumorumgebenden Gewebes besonders günstige Bestrahlungsbedingungen gegeben sind.

Die älteste Implantationsbehandlung ist die intratumorale Radiumbestrahlung — die Radiumspickung. Die mit einer Öse zur Anbringung eines Haltefadens versehene Platinnadel enthält in ihrem Inneren Radiumsalz in möglichst gleichmäßiger Verteilung. Um die Implantation zu erleichtern, wird mittels einer Lanzette der Stichkanal präformiert. Die gleichmäßige Anordnung der Radiumnadeln garantiert eine homogene Tumorbestrahlung.

In letzter Zeit werden zur Implantationsbehandlung in zunehmendem Maße künstliche Radioisotope herangezogen, die mittels Nadeln, wie beim Radium, als Draht oder in Nylonhohlfäden in den Tumor eingebracht und nach Erreichen der gewünschten Dosis wieder entfernt werden. Für diese *kurzzeitigen Implantationen* dienen z.B. Radiokobalt (CO^{60}), Radiotantal (Ta^{182}), Iridium (Ir^{192}), die alle eine verhältnismäßige lange Halbwertzeit besitzen.

Ist eine Entfernung des Strahlers nicht mehr vorgesehen, so handelt es sich um eine *permanente Implantation*, die mit kurzlebigen Strahlern — Halbwertzeiten von 2 Tagen bis 14 Tagen — durchgeführt wird. Aus der Reihe der Radioisotope, welche für die permanente Implantation besonders geeignet scheinen, sind vor allem das Radiogold (Au^{197}) und das radioaktive Yttrium (Y^{90}) als Yttriumoxyd (Y$^{90}_2$O$_3$) in Form von Kügelchen oder als kleine Zylinder (sogenannte Seeds) zu nennen. Die für die Implantation verwendeten Radiogoldkörner befinden sich in einer Platinkapsel, welche nur eine Gammastrahlung von 0,41 MeV durchläßt und die β-Strahlung abfiltert. Sie werden in einer Größenordnung von 0,5 mm bis 0,8 mm Durchmesser und in einer Länge von 2 mm bis 4 mm hergestellt. Ihre Applikation erfolgt mittels besonders dazu konstruierter pistolenartiger Geräte. Abgesehen von allen Tumoren, die einer Radiumspickung unterzogen werden können, wie Hautkarzinome, Larynxkarzinome, Karzinome des Zungengrundes, der Tonsille, kann die Implantationsbehandlung mittels Seeds auch bei Blasentumoren, Prostatakarzinomen und Portiokarzinomen durchgeführt werden. Sie eröffnet damit eine neue Möglichkeit, auch bei fortgeschrittenen Tumoren eine rasche Rückbildung zu erzielen.

Besondere Bedeutung hat die *Strahlenhypophysektomie* gewonnen, die heute der operativen Entfernung oder Verkochung der Hypophyse vorgezogen wird. Die Implantation von Radiogold oder Yttriumseeds erfolgt entweder auf dem von KLAR und K. H. BAUER angegebenen transethmoidalen Weg, transnasal nach TALAIRACH, oder auf stereotaktischem Wege transkraniell nach RIECHERT und MUNDINGER. Alle anderen Methoden, wie z. B. transfrontal oder transphenoidal, wurden weitgehend verlassen.

Der steile Dosisabfall des Yttrium^{90} mit ca. 20 % der Dosis in 5 mm Abstand vom strahlenden Seed stellt einen gewissen Nachteil gegenüber dem Au^{198} mit 45 % in 5 mm Abstand von der Strahlenquelle dar. Andererseits verlangt Au^{198} einen erhöhten Strahlenschutz.

Die Strahlendosis bei Implantation von 50 mC Au^{198} beträgt in 7 mm Abstand bei vollständigem Zerfall 25.000 r. Die Dosierung wird sehr unterschiedlich angegeben und schwankt bei Au^{195} zwischen 12 mC und 50 mC, bei Yttrium^{90} zwischen 4 mC und 12 mC. Komplikationen wie Liquorfistel, Diabetes insipidus, Schädigungen der Hirnnerven oder des Nervus opticus werden kaum registriert. Auch bei einem großen Patientengut wird keine primäre Mortalität angegeben.

b) Infiltrationsbehandlung

Die interstitielle Applikation von flüssigen Radioisotopen erfolgt nur mit kurzlebigen Strahlern, die eine Halbwertzeit von nicht wesentlich mehr als 14 Tagen aufweisen. Bei Radioisotopen mit längeren Halbwertzeiten würde der Patient als strahlendes Objekt für längere Zeit komplizierten Isolierungsmaßnahmen unterworfen sein und wäre außerdem der karzinogenen Wirkung einer Dauerbestrahlung ausgesetzt. Eine besondere Schwierigkeit bereitet das relativ rasche Abwandern der Aktivität in den Stoffwechsel, die teilweise Ausschwemmung aus dem Organismus und die Ablagerung in anderen gesunden Organen, z. B. der Leber und der Milz, sowie im Skelett. Um eine möglichst lange Retention und lokale Fixation im Tumorgewebe zu erzielen, werden für die Infiltrationsbehandlung kolloidale Lösungen und kristalline Suspensionen hergestellt oder solche radioaktive Isotopenverbindungen verwendet, bei welchen es nach Injektion zu einer kolloidalen Ausfällung im Gewebe kommt. Daß der Abtransport dieser Kolloide vorwiegend über die Lymphwege erfolgt, stellt einen weiteren Vorteil dieser Behandlungsmethode dar.

Die Schwierigkeiten dieser Behandlungsmethode liegen in der gleichmäßigen Verteilung des Radioisotops im Tumor und in der Einhaltung des erforderlichen Strahlenschutzes sowie der Vermeidung von Kontamination bei unvorsichtigem Hantieren mit dem offenen Isotop. Aus diesem Grunde werden strahlengeschützte Injektionsspritzen und automatisierte Spritzenhalterungen verwendet. Die ausreichende Verteilung des Radioisotops im Tumor bleibt vom Geschick und der Technik des Arztes abhängig. Besonders geeignet und in erster Linie zur Behandlung herangezogen werden kolloidales Radiogold, Kolloidsuspensionen von Radiophosphor, und zwar Eisenphosphat ($Fe_2P^{32}O_4$) oder Chromphosphat, seltener Yttrium[90]-Chlorid, kolloidales Silber oder Radiocassiopeium (Cp^{117}) als Chlorid.

Abgesehen von zahlreichen Tumoren, die auch einer Implantationsbehandlung (Spickbehandlung), einer Kontaktbestrahlung oder perkutanen Strahlenbehandlung erfolgreich unterzogen werden können, bei welchen also die immerhin schwierige Infiltrationsbehandlung nur nach erfolglosen anderen Behandlungsversuchen indiziert ist, haben sich doch einige typische Indikationen ergeben.

1. Die Infiltrationsbehandlung parametraner Infiltrationen per vaginam beim fortgeschrittenen Kollumkarzinom.
2. Die Infiltrationsbehandlung inoperabler Prostatakarzinome auf perianalem, periuretralem, transrektalem oder suprapubischem Wege.
3. Die Infiltrationsbehandlung inoperabler Blasenkarzinome entweder auf perkutanem, suprapubischem Wege unter zystoskopischer Kontrolle oder mittels sectio alta.

Bei operativen Eingriffen, die infolge der Ausdehnung des Tumorgeschehens als Probethorakotomie oder Probelaparotomie abgeschlossen werden müssen und nur eine nicht radikale Tumorentfernung vorgenommen werden kann, stellt die zusätzliche Infiltration neben der Implantationsbehandlung des Resttumors und des peritumorösen Gewebes eine bedeutende Ausweitung der therapeutischen Handlung dar. Es handelt sich in diesen Fällen um eine echte radio-chirurgische Therapie.

c) Instillationsbehandlung

Die Instillation von radioaktiven Flüssigkeiten in den Pleuraraum oder in die Bauchhöhle stellt eine bemerkenswerte Palliativbehandlung dar und wird vor allem bei karzinomatösen Ergüssen nach Ovarial- oder Mammakarzinomen durchgeführt. Am häufigsten wird eine kolloidale Radiogoldlösung mit einer Einzeldosis von 50 bis 100 mC für die Pleurahöhle oder 100 bis 250 mC für die Bauchhöhle instilliert. Da die begleitende Gammastrahlung des Radiogoldes besondere Schutzmaßnahmen und eine besondere Applikationstechnik erfordert, wird von manchen Therapeuten ein reiner β-Strahler, meist in Form einer Radiophosphorkolloidsuspension, bevorzugt. Der größte Teil des Kolloids schlägt sich auf den serösen Oberflächen, auf den ulzerierten, neoplastischen Gebieten und den Fibrinoberflächen nieder. Geringere Mengen wandern über das Blut-Lymphsystem und werden in der Leber oder Milz abgelagert. Kolloidpartikel wurden auch in Phagozyten an der Oberfläche und im tiefergelegenen Gewebe gefunden. Im Stuhl und Urin wurde keine Ausscheidung beobachtet. Der Bestrahlungseffekt ist erst 8 bis 14 Tage nach erfolgter Applikation zu erwarten. Bei grobknotigen Tumoren im Pleuraraum oder intraabdominell sind keine wesentlichen Erfolge zu verzeichnen.

Sistieren der Ergußbildung und deutliche Besserung des Allgemeinbefindens, da der chronische Eiweißverlust gestoppt ist, stellen das erstrebte Palliativergebnis der Instillationsbehandlung dar.

Die Überlebenszeit der Patienten wird nicht wesentlich beeinflußt. Ein Strahlensyndrom mit Übelkeit und Erbrechen kann in den ersten 12 bis 14 Stunden auftreten.

d) Interne Behandlung

Als interne Behandlung mit Radioisotopen bezeichnet man die perorale oder parenterale Applikation, wobei die strahlende Substanz über den Stoffwechsel an den Krankheitsherd gelangt und dort in therapeutisch wirksamer Konzentration fixiert wird. Voraussetzung für die Durchführung einer internen Isotopenbehandlung ist eine ausreichende Anreicherungspotenz des Tumorgewebes, das dieselbe Speicherfähigkeit wie sein Muttergewebe aufweisen muß. Hauptanwendungsgebiete der internen Radioisotopenbehandlung sind die metastasierende Struma maligna und die Policytaemia vera. Als Radioisotope werden bei der Struma maligna Jod[131], bei der Policytaemia vera Phosphor[32] verwendet.

Nur etwa 10 bis 15 % aller Schilddrüsenkarzinome sind für eine Radiojodbehandlung geeignet, da sie Jod[131] speichern oder zur Jodaufnahme angeangeregt werden können. Die vorherige operative Entfernung oder Zerstörung des normalen Schilddrüsengewebes ist eine Vorbedingung der Radiojodtherapie, da sonst das normale Schilddrüsengewebe die gegebenen Aktivitäten aufnehmen würde. Mit Ausschaltung des normalen Schilddrüsengewebes besteht aber auch die Möglichkeit, daß nichtspeicherndes Tumorgewebe wieder zur Aufnahme der Schilddrüsenfunktion angeregt wird. Die chemische Ausschaltung normalen Schilddrüsengewebes erfolgt mit Thiouracil. Durch Gaben von thyreotropem Hormon soll die Speicherfähigkeit des Karzinomgewebes erhöht werden.

Ob eine Struma maligna oder ihre Metastasen speichern, wird mit Dosen von 100 bis 500 μC Jod^{131} getestet. Die therapeutische Dosierung ist unterschiedlich. Es werden 25 mC bis 50 mC J^{131} als Anfangsdosis gegeben und nach 6 bis 8 Wochen eine weitere Dosis von 100 mC verabfolgt. Andere Therapeuten geben 2 mal wöchentlich 30 mC J^{131} solange, bis die Tumorspeicherfähigkeit erloschen ist. Nebenerscheinungen, insbesondere von Seiten des hämopoetischen Systems, sind ab 500 mC zu erwarten.

Die Behandlung der Policytaemia vera mit Radiophosphor (P^{32}) kann den Krankheitsverlauf in günstiger Weise beeinflussen und jahrelange Remissionen erzielen. Radiophosphor wird wie normaler Phosphor (P^{31}) in die Zelle aufgenommen und in zelleigene Phosphorverbindungen eingebaut. Phosphor als Aufbaubestandteil der Nukleinsäure wird von den proliferierenden Zellen entsprechend ihrem erhöhten Nukleinsäurebedarf in größerer Menge aufgenommen als von der ruhenden Zelle. Somit ist bei der höheren Proliferation des erythroblastischen Gewebes die erhöhte Aufnahme des Radioisotops neben der allgemein höheren Strahlenempfindlichkeit des proliferierenden Gewebes für den Behandlungserfolg ausschlaggebend. Die gleichzeitige Verminderung der Thrombozyten (Thromboseneigung der Polizytämiker) stellt einen weiteren Vorteil der P^{32}-Behandlung dar.

Die therapeutische Dosis beträgt bei 7 Millionen Erythrozyten ca. 3 mC zweibasisches Natriumphosphat in isotonischer Lösung. Während der Behandlung soll phosphorarme Nahrung gegeben werden. Bei oraler Verabreichung wird eine Nahrungskarenz von 6 Stunden vor und drei Stunden nach Gabe des Radiophosphors gefordert. Die Reaktion der Retikulozyten (Retikulozytenabfall) stellt ein brauchbares Frühzeichen der Dosiswirkung dar.

e) Lokale Behandlung

Die lokale Strahlenbehandlung mit Radioisotopen ist die Weiterentwicklung und Ausweitung der ursprünglich geübten lokalen Radiumtherapie. Radioisotope sind wesentlich preisgünstiger als Radium und werden in verschiedenen Formen dem speziellen Zweck des Strahlers entsprechend hergestellt. Sie bieten außerdem noch die Möglichkeit der Wahl einer zweckentsprechenden Strahlenqualität.

Als besonders brauchbares Isotop hat sich Radiokobalt (Co^{60}) erwiesen. Die nach BECKER und SCHEER entwickelten Kobaltperlen (6 mm Durchmesser), das plastisch verformbare Makrobalt und die für die intrakavitäre Ballonbehandlung gedachte Makrosuspension sind ein eindrucksvolles Beispiel der vielfältigen Verwendung eines Isotops. Die Kobaltperlen dienen zur Füllung von gynäkologischen Applikatoren, als Kette zur endobronchialen, endoösophagealen, endovesikalen und auch zur endozerebralen Behandlung. Letztere im Anschluß an die subtotale Entfernung eines Hirntumors. Plastobalt wurde mit Erfolg bei ausgedehnten Oberflächentumoren, z.B. der Mamma, angewandt. Die Makrosuspension stellt das strahlende Füllmaterial für die Ballonbehandlung eines Blasenkarzinoms dar.

Von Bedeutung sind die Vaginalzylinder, welche nach GAUWERKY mit Caesium[137] armiert sind und eine gleichmäßige Ausstrahlung der Vagina gewährleisten. Strontium-Yttriumträger, sogenannte Dermaplatten, dienen der lokalisierten Oberflächenkontaktbestrahlung in der Ophtalmologie und Dermatologie.

Die Behandlungsergebnisse entsprechen ungefähr denen der Radiumtherapie. Die Dosierung ist vom jeweiligen Zustandsbild abhängig und erfolgt bei γ-Strahlern am besten auf der r-Basis. So beträgt z.B. die erstrebenswerte Dosis an der Tumoroberfläche bei endobronchialer Co^{60}-Perleneinlage 4000 r pro Sitzung, sie entspricht damit der unteren Grenze der sonst üblichen Karzinomdosis.

D) TELERÖNTGENTHERAPIE

Unter Teleröntgentherapie oder Röntgenfernbestrahlung versteht man die Bestrahlung des ganzen menschlichen Körpers oder größerer Körperabschnitte aus einer Distanz von ca. 1 m bis 2 m unter Tiefentherapiebedingungen, das heißt 0,5 bis 1,0 Cu-Filterung und 180 bis 200 Kilovolt Röhrenspannung. Ausgangspunkt dieser Methode waren die von TESCHENDORF 1926 durchgeführten Röntgenganzkörperbestrahlungen bei Blutkrankheiten. TESCHENDORF unterscheidet drei Anwendungsformen der Teleröntgentherapie:

1. die sogenannte Telepanröntgentherapie, worunter die Bestrahlung des ganzen menschlichen Körpers in jeder Sitzung verstanden wird,
2. die Bestrahlung des Körperstammes mit Ausnahme des Kopfes und der Extremitäten unter Aufteilung in 4 Abschnitte (Abschnittsteleröntgentherapie),
3. die Fernbestrahlung eines bestimmten Körperabschnittes (Bezirksteleröntgentherapie).

Die Fernbestrahlung von Karzinommetastasen, insbesondere solche generalisierter Form, geht auf L. MALLET zurück, welcher bereits 1936 die Fernbestrahlung durchführte. Während die Ganzkörperbestrahlung mit 3 r bis 5 r meist einmal wöchentlich erfolgt, wird die Teilkörperbestrahlung, beispielsweise des Thorax, bei multiplen Lungenmetastasen mit 20 r bis 50 r Oberflächendosis täglich durchgeführt. MALLET verwandte Feldgrößen von 40 cm × 40 cm, eine Oberflächendosis von 50 r pro Sitzung und einen Fokushautabstand von 1 m bis 1,60 m, je nach der Größe des zu bestrahlenden Bezirkes. Die Strahlenbehandlung erfolgt täglich und wird lediglich unterbrochen, wenn die roten Blutkörperchen unter 3 Millionen und die weißen Blutkörperchen unter 2 500 pro mm³ absinken.

Der Wirkungsmechanismus der Röntgenfernbestrahlung beruht nach TESCHENDORF auf einer allgemeinen Gewebsreaktion einerseits und bei höheren Gesamtoberflächendosen auf einer direkten Zellwirkung. PAPE fand nach Totalbestrahlungen eine Resistenzerhöhung in den Geweben und konnte den Beweis führen, daß durch kleine Dosen eine humorale Wirkung ausgelöst wird. Der nach Röntgenfernbestrahlung bei Karzinomkranken vielfach beobachtete Umschlag einer Depression in ein hypomanisches Zustandsbild mit Zunahme des Appetits und des Körpergewichtes stellt nach STECH in erster Linie die günstige Wirkung der Teleröntgentherapie dar. Dabei können im Sinne PAPES Vorgänge im Vegetativum ausgelöst werden, an denen nervöse und humorale Faktoren beteiligt sind, welche wiederum eine Gesamtumschaltung des Vegetativums im Sinne HOFFS herbeiführen. Der Angriffspunkt der Teleröntgentherapie liegt nach STECH demnach an der Achse Hypophyse — Nebenniere, wie aus den bei seinem Krankengut gefundenen Reaktionen — Leukozytose bei relativer Lymphopenie und Eosinopenie, vermehrte Ketosteroidausscheidung, Hebung des Appetits, des Gewichts und des Allgemeinbefindens sowie Aufhören der Schmerzen, ähnlich wie nach Hormonbehandlung, — zu schließen ist.

Gerade bei inoperablen Krebskranken mit disseminierten Lungenherden oder multiplen Knochenmetastasen kann die Teleröntgentherapie mit Erfolg zur Bekämpfung von Schmerzzuständen und zur Erzielung länger anhaltender Remissionen herangezogen werden. Es ist nach den bisher erzielten Ergebnissen nicht zu erwarten, daß Primärtumoren durch eine Teleröntgentherapie ausreichend beeinflußt und zur Rückbildung gebracht werden können. Wohl aber wären Palliativerfolge von einer Kombination Teleröntgentherapie mit lokalen entzündungshemmenden Bestrahlungsdosen (DU MESNIL DE ROCHEMONT) zu erwarten, wie Versuche beim Bronchuskarzinom zeigen. Damit nähern wir uns der bereits erwähnten Möglichkeit, durch fortlaufende kleinfraktionierte Röntgenentzündungsbestrahlung infolge Summation der Einzeldosen schließlich tumorwirksame Herddosen zu erhalten (KAHR).

Bei osteolytischen Knochenmetastasen wird eine Umwandlung in osteoblastische Metastasen mit Wiederherstellung der Struktur und Beseitigung der Schmerzen beschrieben.

5. Die Chirurgie inoperabler Krebskranker

Auch inoperable Krebskranke bedürfen vielfach einer chirurgischen Intervention, die allerdings nur eine Palliativmaßnahme darstellt und den schicksalsmäßigen Ablauf des Leidens nicht ausschlaggebend verändert. Für den Patienten bedeuten diese Palliativoperationen Schmerzbeseitigung oder Erleichterung der Beschwerden und Lebensverlängerung, dem Strahlentherapeuten schaffen sie vielfach erst die Voraussetzungen für die Durchführung einer ausreichenden und erfolgversprechenden Behandlung. Zahl, Ziel und Zweck der zur Anwendung gelangenden operativen Maßnahmen sind entsprechend der Materie sehr unterschiedlich und werden zweckmäßig in 5 größere Gruppen eingeteilt:

1. Operative Maßnahmen am Tumor selbst,
2. Operative Maßnahmen zur Beseitigung von tumorbedingten Passagehindernissen,
3. Operative Maßnahmen zur Beseitigung von unstillbaren Schmerzzuständen,
4. Operative Endokrinotherapie,
5. Radio-chirurgische Maßnahmen, das heißt operative Maßnahmen in Verbindung mit der Implantation oder Infiltration von Radioisotopen (siehe Therapie mit Radioisotopen).

A) Operative Massnahmen am Tumor selbst

Die *Elektrokoagulation* oder *Resektion* exulzerierter, blutender Tumoren wird dort zur Anwendung gebracht, wo Größe und Wachstumstendenz einer Strahlenbehandlung entgegenstehen. Außerdem wird die Blutung zumindest vorübergehend zum Stillstand gebracht. Dies trifft z.B. auf exophytische Tumoren der Portio, Stumpfrezidive oder sarkomatöse Tumoren an der Körperoberfläche zu.

Die sogenannte *Palliativresektion* spielt bei Krebsen des Verdauungstraktes eine bedeutende Rolle und wirkt lebensverlängernd. Auch bei nicht radikaler Exstirpation, das heißt bereits makroskopisch nicht im Gesunden operiert oder bei nachgewiesenen Metastasen, können Blutungen, Ileus, Dauerschmerz und remittierende Tenesmen verhindert werden. Damit ist die Ausgangsposition für die Durchführung einer Strahlenbehandlung eine ungleich bessere.

Die *Resektion* einer vorbestrahlten Knochenmetastase in einem langen Röhrenknochen und anschließende Nagelung führt — wie eigene Erfahrungen zeigen — zur vollständigen Wiederherstellung der Gehfähigkeit. Dieselbe Maßnahme gilt für die spontanen Schenkelhalsfrakturen. In den Nagel kann auch noch ein Radioisotop eingebracht werden, das eine postoperative Nachbestrahlung des Operationsfeldes von innen her bewirkt.

Die *Splenektomie* als Palliativoperation wird bei Hämoblastosen fallweise und nur nach strenger Indikationsstellung durch den Hämatologen angewandt, sie führt zu lang anhaltenden Remissionen.

Eine der häufigsten Maßnahmen ist die *Exstirpation von solitären Metastasen*, beispielsweise im Bereiche der Hals- und Supraklavikularfelder, oder intrazerebraler Metastasen, die sonst bei zunehmendem Wachstum und schlechter Reaktion auf die Strahlenbehandlung Einflußstauungen, starke Schmerzzustände durch Druck auf die Nervenwurzeln und den Plexus brachialis oder wie bei dem zuletzt angeführten Beispiel Hirndruckerscheinungen hervorrufen.

B) Operative Massnahmen zur Beseitigung tumorbedingter Passagehindernisse

a) Umgehungsanastomosen

Wenn die radikale Beseitigung einer Stenose durch Tumorexstirpation nicht mehr möglich ist, besteht die Notwendigkeit, einen Umgehungsweg zu schaffen, welcher eine Verbindung zwischen prae- und poststenotischem Organteil herstellt und nach K. H. Bauer auch als Umgehungsanastomose bezeichnet wird. Die Anlegung einer Umgehungsanastomose bedeutet meistens kein hohes Risiko für den Patienten, wirkt sich aber durch die Beseitigung der quälenden Stenosebeschwerden segensreich aus und verlängert die Lebenszeit. Strahlentherapeutische Maßnahmen können nunmehr ohne Rücksicht auf eine eventuell eintretende Narbenschrumpfung und damit verbundener völliger Behinderung der Passage erfolgen.

Umgehungsanastomosen in Anlehnung an die Tabelle von K. H. Bauer

1. Hohe Ösophagogastrostomie bei Ösophaguskarzinomen des mittleren Drittels,
2. Ösophago-Gastrostomie bei Kardiakarzinomen,
3. Gastroenterostomie bei stenosierenden Antrumkarzinomen,
4. Enteroanastomose bei Dünndarmtumoren,

5. Kolo-Kolostomie bei Dickdarmtumoren,
6. Ileotransversostomie bei Tumoren des Zökum und Colon ascendens,
7. Cholezysto- bzw. Choledochojejunostomie bei Karzinomen der Leberpforte und abführenden Gallenwege,
8. Ventrikulo-Zysternostomie bei Tumoren der Pinealregion,
9. Ventrikeldrainage nach Torkildsen bei Liquorwege stenosierenden Tumoren der hinteren Schädelgrube,
10. Uretersigmoidostomie oder kutane Ureterfistel bei Blasenkarzinomen, Schrumpfblasen oder Blastomen des distalen Ureteranteiles.

Dort, wo eine Umgehungsanastomose nicht durchführbar ist, z.B. bei zentralen Hirntumoren, müssen Entlastungsoperationen durchgeführt werden. Zur Anwendung kommen:

1. die subtemporale Entlastungsoperation nach Chusing,
2. die zirkuläre Kraniotomie nach K. H. Bauer,
3. die Laminektomie bei Tumoren der Medulla,
4. die Sternumspaltung bei Mediastinaltumoren mit hochgradiger Einflußstauung.

b) Fisteloperationen

Ist bei Tumoren des Verdauungstraktes die Anlegung einer Umgehungsanastomose nicht mehr möglich, besteht die dringende Notwendigkeit, die Nahrungszufuhr aufrecht zu erhalten, Exkremente abzuleiten oder die Atemfähigkeit zu erhalten, so ist die Anlegung einer künstlichen Öffnung, eines „Stoma", erforderlich und lebenserhaltend. Die am häufigsten durchgeführten Fisteloperationen sind:

1. das Tracheostoma bei fortgeschrittenen Mesopharynxtumoren und stenosierender Struma maligna,
2. die Gastrostomie (Witzelfistel) als Ernährungsfistel bei stenosierenden Ösophaguskarzinomen,
3. die Jejunostomie bei blastomatösen Veränderungen des ganzen Magens, wobei eine Enteroanastomose zwischen zu- und abführender Jejunumschlinge Rückstauungen verhindern soll,
4. die Kolostomie (Anus praeter naturalis) oralwärts eines stenosierenden Dickdarmkarzinoms,
5. die äußere Gallenfistel bei Choledochus und Hepatikuskarzinomen,
6. die Blasenfistel oder Ureterfistel bei ausgedehnten Blasenkarzinomen,
7. Schrumpfblasen nach intensiver Strahlenbehandlung und Ureterstrikturen.

C) Operative Massnahmen zur Beseitigung unstillbarer Schmerzzustände

Besonders im fortgeschrittenen Stadium der Krebskrankheit treten Schmerzzustände auf, die mit den üblichen analgetischen Medikationen nicht mehr zu beherrschen sind. Abgesehen von den neuralgiformen, entzündlichen und hypoxämischen Schmerzzuständen, die durch expansives Tumorwachstum hervorgerufen werden können, stellt der unstillbare Karzinomschmerz auch die Folgeerscheinung einer perineuralen Lymphangiosis carcinomatosa oder eine Metastasierung in Gefäßen der Grenzstrangganglien dar. Die chirurgischen Maßnahmen bezwecken die Ausschaltung der Schmerzempfindung durch Unterbrechung der Leitungsbahnen zwischen dem Ort der Schmerzauslösung und dem Ort der Schmerzempfindung. Durchgeführt werden:

1. die Chordotomie, das heißt die Durchtrennung der Vorderseitenstrangbahnen des Rückenmarkes,
2. die Neurotomie, das heißt die Ausschaltung örtlich umschriebener Schmerzzustände durch Nervendurchtrennung proximal der schmerzauslösenden Stelle, z.B. Nervus obturatorius,
3. die präfrontale Lobotomie, das ist die Durchtrennung der frontothalamischen Bahnen. Sie führt zu einer Persönlichkeitsänderung, so daß der Karzinomschmerz nicht mehr schmerzhaft empfunden wird.

D) Operative Endokrinotherapie

Ovariektomie, Orchidektomie, Adrenalektomie und Hypophysektomie sind operative Maßnahmen, die an normalen, dem Erkrankungsherd fernen Organen durchgeführt werden. Die operativen Verfahren bezwecken, alle hormonellen Faktoren, die das Tumorwachstum fördern könnten, auszuschalten und geben somit die Voraussetzung für die Durchführung einer wirksamen Hormontherapie. Die positive Wirkung der Kastration beweist die Verminderung der Östrogenausscheidung im Harn nach Ovariektomie.

Der Prozentsatz der Remissionen durch *Kastration* wird beim metastasierenden Mammakarzinom mit 25% bis 44% angegeben. Die Rekalzifikation der Knochenmetastasen bei gleichzeitiger Strahlenbehandlung und der analgetisierende Effekt sind besonders bemerkenswert. Beim Prostatakarzinom ist eine deutliche Besserung des Zustandsbildes mit Verminderung der Miktionsbeschwerden und Abnahme der Restharnmengen festzustellen. Ebenso besteht auch hier eine günstige Beeinflussung der osteoplastisch-osteoklastischen Metastasen.

Wenn nach durchgeführter Kastration noch immer eine Hormonausscheidung nachzuweisen ist, so ist dies auf die Hormonproduktion der Nebennieren zurückzuführen. Aus diesem Grunde wurde von HUGGINS, ausgehend auch von der Vorstellung, daß die Nebennierenrinde nach Ausfall der Keimdrüsen vikariierend vermehrt Hormone bildet, die *sekundäre doppelseitige Nebennierenexstirpation* mit der nachfolgend erforderlichen Substitutionstherapie ausgearbeitet und empfohlen. Zur Durchführung einer totalen Adrenalektomie ist bereits eine präoperative Kortisonbehandlung erforderlich. Postoperativ werden bis 300 mg pro die verteilt auf 4stündige Gaben von 50 mg Kortison vorgeschrieben. Die Dosis wird dann auf täglich 50 mg abgebaut und stellt bei gleichzeitiger Gabe von 3 g Kochsalz täglich die übliche Erhaltungsdosis dar. Bei Auftreten eines chronischen Salzverlustsyndroms mit Gewichtsverlust, Blutdruckabfall, Hyponatriämie und Hyperkalzämie werden zusätzlich Gaben von DOCA (2—6 mg perlingual im Tag) oder von Fluorocortisol (0,25 mg i. Tag) bei gleichzeitiger Kochsalzgabe empfohlen.

Die Remissionshäufigkeit bei Adrenalektomie wird mit 32% angegeben. Viszerale Metastasen sollen besonders gut ansprechen. Im allgemeinen ist eine günstige Reaktion nur bei solchen Patienten zu erwarten, die bereits auf die operative Kastration in positivem Sinne reagiert haben.

Die Schwere des Eingriffes, verbunden mit den postoperativen Risiken, verhindert die Anwendung der bilateralen Adrenalektomie im größeren Rahmen, besonders bei Patienten mit fortgeschrittenem Krankheitszustand und solchen, deren Allgemeinzustand bereits eingeschränkt ist. Aus diesem Grunde wird heute allgemein die *Hypophysektomie* durchgeführt. Sie ist ein wesentlich kleinerer, ungefährlicherer Eingriff mit gleichen Erfolgsaussichten.

In der Hypophyse wurden bisher folgende Hormone nachgewiesen:
>   follikelstimulierendes Hormon (FSH),
>   luteinisierendes Hormon (LH) oder zwischenzellstimulierendes Hormon (ICSH),
>   luteotropes Hormon (mammotropes Hormon oder Prolactin),
>   thyreotropes Hormon (TSH),
>   adrenokortikotropes Hormon (ACTH),
>   Wachstumshormon oder somatotropes Hormon (STH).

Damit erklären sich die recht günstigen Ergebnisse nach Hypophysenausschaltung bei hormonell stimulierten Karzinomen, wie metastasierende Mamma-, Prostata- oder Ovarialkarzinome, und auch die Mißerfolge bei anderen Tumoren, z. B. Melanoblastomen oder Bronchialkarzinomen. Sinngemäß wird die Hypophysektomie erst nach erfolgter Kastration durchgeführt. Die Ergebnisse der Hypophysektomie gleichen ungefähr denen der Adrenalektomie. Die objektive Remissionsrate beträgt nach amerikanischer Statistik 32,1%, wobei die Remissionen bis zu 12 Monate und mehr anhalten.

Patienten, die weder auf eine Kastrationsbestrahlung noch auf Hormontherapie reagieren, lassen auch nach Hypophysektomie keinen besonderen Effekt erwarten.

Die operative Hypophysektomie auf transfrontalem Wege, durch Elektrokoagulation perkutan, paranasal, transorbital, transethmoidalsphenoidal mit Hilfe eines Bildverstärkers oder auf stereotaktischem Wege mittels Koagulation wurde in letzter Zeit weitgehend zu Gunsten der Implantation von Radioisotopen verlassen.

6. Kasuistik

Eine Vorstellung von der praktischen Durchführung einer Strahlenbehandlung und den erzielbaren Ergebnissen kann am besten an Hand von einigen instruktiven Beispielen bei unterschiedlicher und doch typischer Tumorlokalisation vermittelt werden, weshalb auf die folgende Kasuistik verwiesen wird.

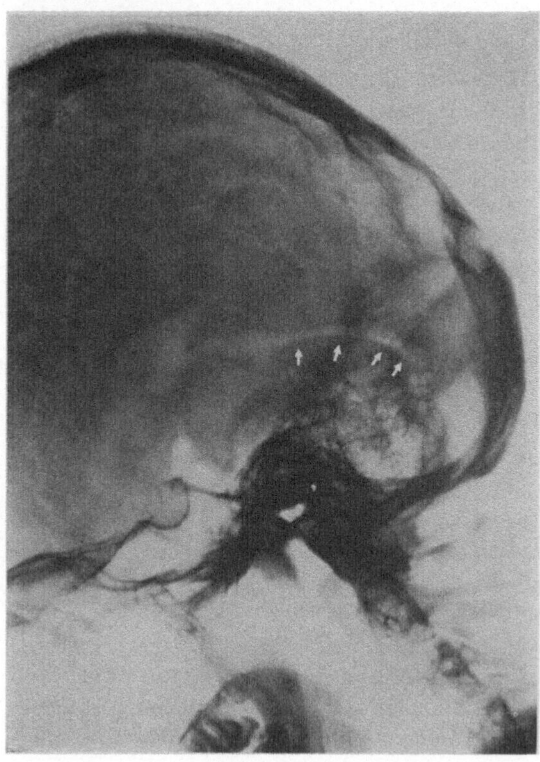

Abb. 6. Inop. Tumor des IV. Ventrikels, von seinem Boden ausgehend

Th. Nr. 1445 A. M. ♀ geb. 1944

Tumor des IV. Ventrikels, von seinem Boden ausgehend, inoperabel (Abb. 6)

Lindgren'sche Enzephalographie mit 18 ccm Luft am 14. 11. 1961: Der IV. Ventrikel beträchtlich ausgeweitet und bis auf einen schmalen Saum im kranialen Anteil desselben vom grobpolypösen Tumor ausgefüllt.

Klinik: Doppelbilder, Seh- und Sprachstörungen, vollständig gehunfähig.

1. Serie Röntgenpendelbestrahlung nach *Kohler* 3000 r Herddosis, Dezember 1961.
2. Serie Röntgenpendelbestrahlung nach *Kohler* 2500 r Herddosis, März 1962.

Kontrollbefund nach 4 Jahren: Visus und Gesichtsfeld normal, keine Sprach-

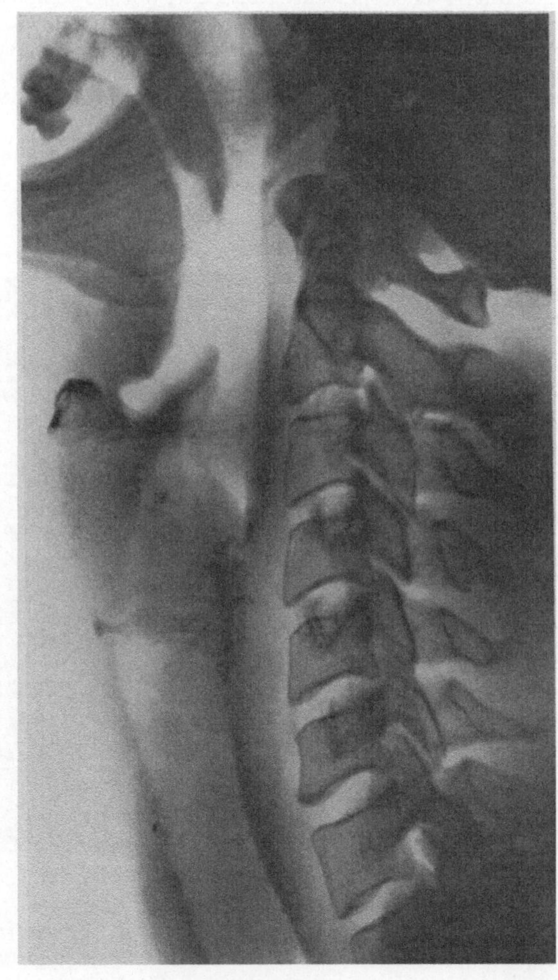

Abb. 7. Äußeres Larynx-
karzinom
(Plattenepithelkarzinom)

störungen, normaler Intellekt, fast allein gehfähig. Horizontaler Nystagmus links stärker als rechts und Vertikalnystagmus nach oben. Leichte Atrophie der Unterschenkelmuskulatur, links stärker als rechts. Hyperreflexie ohne Klonus und leichte Fallneigung nach rechts hinten.

Gegenüber dem Ausgangsbefund handelt es sich um eine bedeutende und fortschreitende Besserung des Zustandsbildes.

Th. Nr. 4357 H. J. ♂ geb. 1914

Äußeres Larynxkarzinom (Plattenepithelkarzinom) (Abb. 7)

Laryngologischer Befund vom 20. März 1954: Linkes Taschenband verdickt und mit trockenem Sekret bedeckt, ebenso Epiglottisansatz. Stimmband zart rosa verfärbt, sonst keinerlei Veränderungen. Beweglichkeit fast normal, nur geringe Funktionsschwäche im Sinne einer Internusparese. Die Infiltration der Epiglottis geht auf das linke Taschenband über, so daß das Stimmband dadurch teilweise verdeckt ist. Die Beweglichkeit des linken Stimmbandes ist angedeutet eingeschränkt.

Probeexzision am 25. März 1954: Plattenepithelkarzinom.

1. Serie Röntgenpendelbestrahlung nach *Kohler*: 4100 r Herddosis, April 1954.

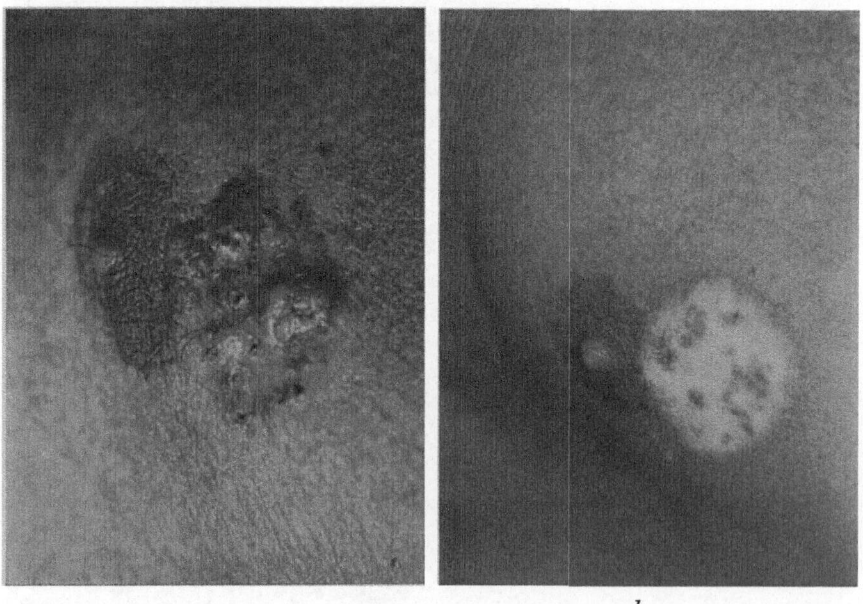

a   *b*

Abb. 8. Th. Nr. 4831. a) Lokalbefund vor Beginn der Strahlenbehandlung, b) Lokalbefund 6 Monate nach der Strahlenbehandlung

2. Serie Röntgenpendelbestrahlung nach *Kohler*: 2600 r Herddosis, November 1954.

Laryngologischer Kontrollbefund nach zehn Jahren: Kein Anhaltspunkt für Rezidiv oder Drüsenmetastasen. Der Patient ist voll arbeitsfähig.

Th. Nr. 4831 H. L. ♂ geb. 1893

Melanomalignom paramamillär links (Abb. 8)

Klinik: leicht blutender, ungefähr haselnußgroßer melanotischer Tumor mit mehreren bohnengroßen Knoten.
Melanin im Harn positiv.
1. Serie Röntgenkurzdistanzbestrahlung 10 000 r Gesamtoberflächendosis, August 1956.

Exstirpation einer derben Bestrahlungsnarbe am 3. März 1960.
Histologischer Befund: keine Geschwulstzellen, im Gange befindliche Obliteration kleiner und mittlerer Blutgefäße, Gewebssklerosierung.
Melaninproben im Harn bei 14tägiger täglicher Kontrolle negativ.
Bisher erzielte Überlebenszeit neun Jahre.

Th. Nr. 5411 H. T. ♀ geb. 1901

Tumor der rechten Tonsille (Plattenepithelkarzinom)

Laryngologischer Kontrollbefund vom 13. Juni 1960: An der Rachenhinterwand von der rechten Tonsille ausgehend bis in den Epipharynx reichender derber, unverschieblicher Tumor, welcher auf die linke Pharynxseite übergreift. Ein Ulkus reicht bis an die Halswirbelsäule und ist mit eitrigen Belägen bedeckt. Im Unterkieferwinkel beiderseits hinter dem Sternocleidomastoideus nußgroße und etwas kleinere Lymphknotenmetastasen.
1. Serie Röntgenpendelbestrahlung nach *Kohler* 4000 r Herddosis, auf die rechte Tonsillenregion, und Röntgenstehfeldbestrahlung des linken Halsfeldes mit 1.800 r Gesamtoberflächendosis, Juni 1960.
2. Serie Röntgenstehfeldbestrahlung des rechten und linken Halsfeldes und Kieferwinkelregion mit je 3 600 r Gesamtoberflächendosis.

Letzter laryngologischer Kontrollbefund: rezidivfrei, keine Lymphknotenmetastasen.
Bisher erzielte Überlebenszeit sechs Jahre.

Th. Nr. 3277 J. R. ♀ geb. 1936

Lymphogranulomatöser Mediastinaltumor (Abb. 9)

Mediastinaltumor.
Histologischer Befund vom 21. 4. 1957: Lymphogranulom (supraklavikulare Biopsie).
Klinik: Lymphknotenvergrößerungen im Bereiche des rechten Supraklavikular- und Halsfeldes. Druckgefühl hinter dem Brustbein und Atemnot.

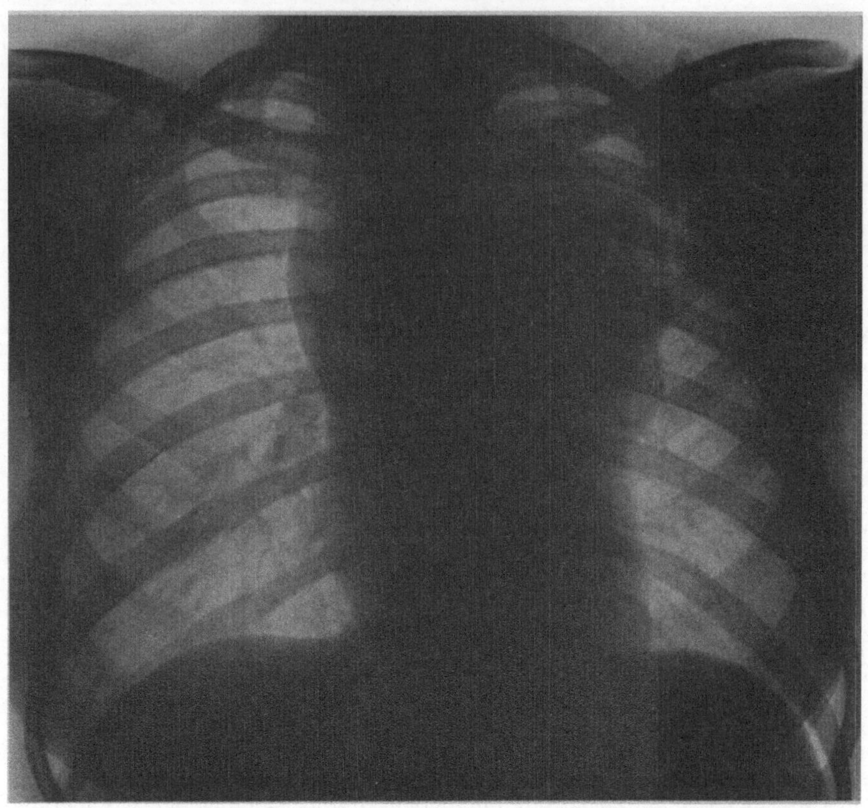

Abb. 9a.　Th. Nr. 3277.　Lokalbefund vor Beginn der Strahlenbehandlung

Nach insgesamt 25 mg N-Lost und Kortisontherapie keine Besserung des Zustandsbildes, weshalb Überweisung zur Röntgentherapie erfolgte.

Thoraxröntgen Oktober 1957. Bogenförmig begrenzte Tumoren im Bereiche des linken oberen Mediastinums mit starker Verbreiterung.

1. Serie Röntgentiefentherapie. Zwei vordere und zwei paravertebrale Mediastinalfelder mit 6 400 r Gesamtoberflächendosis und ein rechtes Supraklavikularfeld mit 1 600 r Oberflächendosis, November 1957.
2. Serie Röntgenpendelkonvergenzbestrahlung mit 1 200 r Herddosis im Mediastinum und Röntgenstehfeldbestrahlung des rechten Halsfeldes und der rechten Supraklavikularregion mit je 1 400 r Gesamtoberflächendosis, Januar 1958.

Die Patientin ist beschwerdefrei und hat keine Zytostatika mehr erhalten. Nach erfolgter Verehelichung Partus von zwei gesunden Kindern.

Bisher erzielte Überlebenszeit acht Jahre.

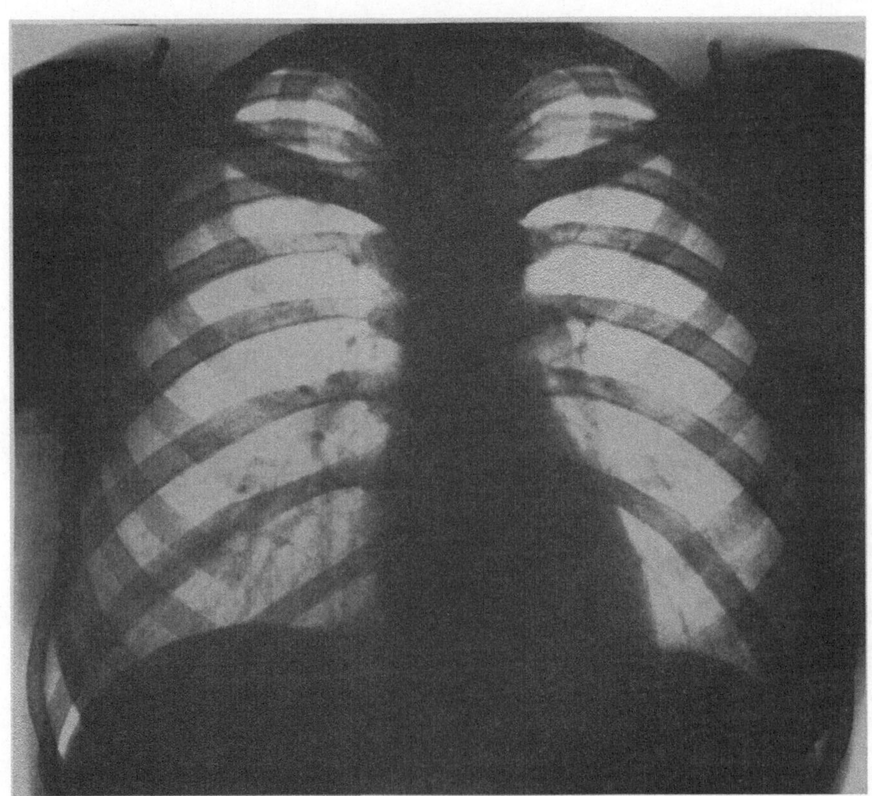

Abb. 9 b.   Th. Nr. 3277.   Lokalbefund 8 Jahre nach erfolgter Strahlenbehandlung

Th. Nr. 2879 F. R. ♂ geb. 1898

Stumpfrezidiv mit Stenosierung der Trachea im Bifurkationsbereich nach Pneumektomie wegen Bronchuskarzinom (Abb. 10)

Klinik: hochgradiger Stridor und Dispnoe mit Erstickungsanfällen.

Röntgenschichtuntersuchung: kranial der Bifurkation und im Bifurkationsbereich gegen das Lumen der Trachea vorgewölbter polypöser Tumor mit hochgradiger Einengung der Luftwege.

1. Serie Röntgenpendelkonvergenzbestrahlung mit 4 000 r Herddosis, Mai 1963.
2. Serie Röntgenpendelkonvergenzbestrahlung mit 2 000 r Herddosis, Oktober 1963.
3. Serie Röntgenpendelkonvergenzbestrahlung mit 3 600 r Herddosis, März 1964.

Der Tod des Patienten trat bei erhaltener Atemfunktion im Juni 1964 ein. Todesursache: Krebskachexie, Herzversagen.

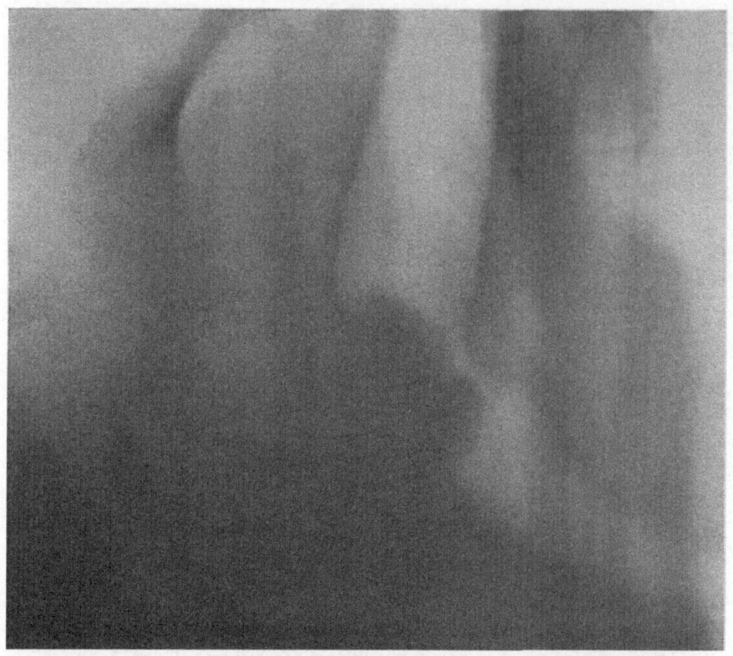

a

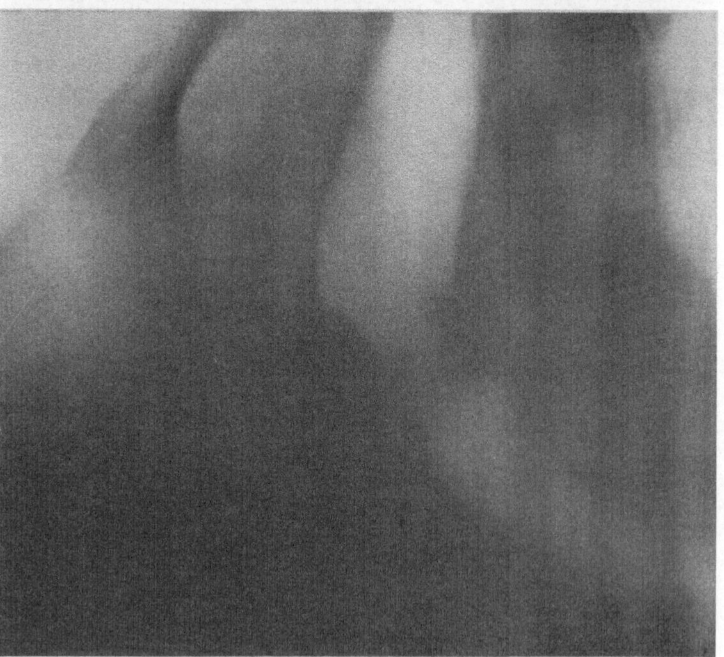

b

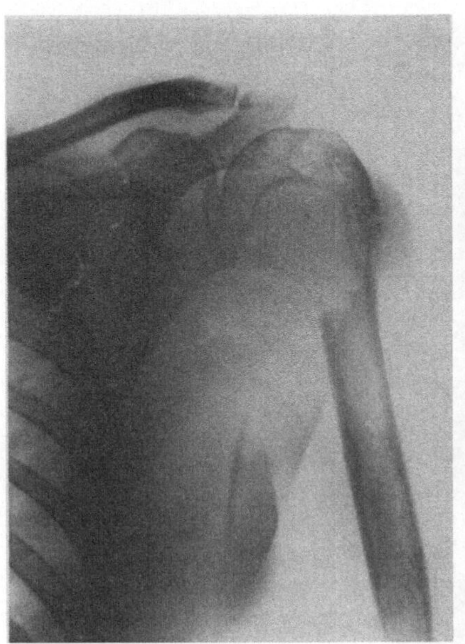 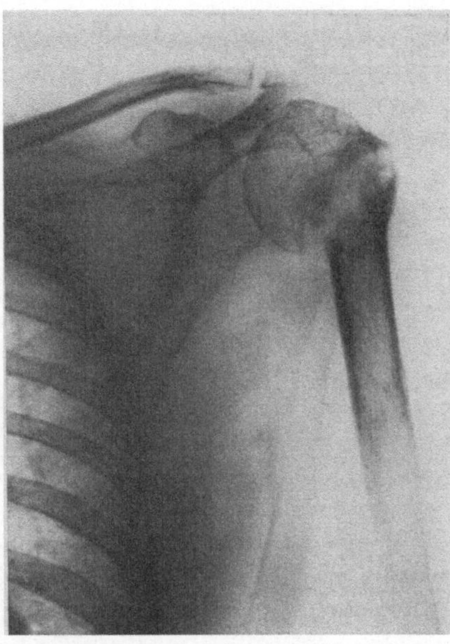

a   *b*

Abb. 11. Th. Nr. 3708. a) Vor der Strahlenbehandlung, b) Nach der Strahlen-
behandlung

Th. Nr. 3708 W. M. ♀ geb. 1915

Lokalrezidiv nach operiertem Mammakarzinom und Spontanfraktur des lin-
ken Humerus (Abb. 11)

Klinik: 7 Jahre nach erfolgter Ablatio mammae (keine Strahlenbehandlung) Lokalrezidiv mit lentikulären Knötchen rechts parasternal und solitäre Knochen-metastase.

1. Serie Röntgenoberflächentherapie 3 000 r Gesamtoberflächendosis.

a) Röntgenaufnahme des linken Oberarmes: osteolytische Metastase im Be-reiche des linken Collum chirurgicum mit pathologischer Fraktur.

1. Serie Röntgentiefentherapie mit 2000 r Gesamtoberflächendosis durch eine Gipslongette, April 1964.
2. Serie Röntgentiefentherapie mit 3 600 r Gesamtoberflächendosis Juni 1964.

b) Nach erfolgter Strahlenbehandlung und Konsolidierung des Lokalbefundes ist die Patientin ohne Stützverband und beschwerdefrei im Haushalt tätig. Das Lokalrezidiv ist abgeheilt.

◄ *Abb. 10. Th. Nr. 2879. a) Lokalbefund vor Bestrahlungsbeginn, b) Lokal-*
befund nach 6 Monaten

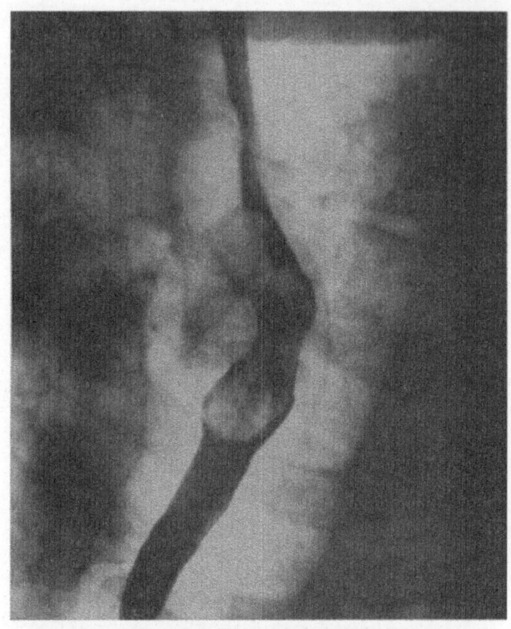

a

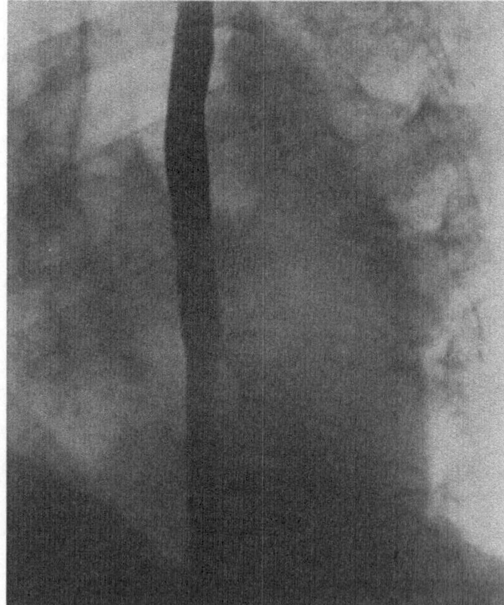

b

Abb. 12.   Th. Nr. 4669.   a) *Lokalbefund vor Beginn der Strahlenbehandlung,* b) *Lokalbefund nach 5000 r Herddosis (Rotationsbestrahlung)*

Th. Nr. 4669 P. J. ♂ geb. 1892

Stenosierendes Ösophaguskarzinom (mittleres Ösophagusdrittel) (Abb. 12)

Histologischer Befund: Carzinoma solidum simplex.
Klinik: hochgradige Schluckbeschwerden. Die Passage nur noch für flüssige Nahrungsmittel möglich.
1. Serie Röntgenrotationsbestrahlung mit 5 000 r Herddosis, März 1955.
Auf die Röntgentherapie hin vollständige Wiederherstellung des Schluckvermögens.
Der Tod des Patienten erfolgte im Mai 1956. Das Schluckvermögen war normal. Todesursache: Krebskachexie, Lebermetastasen.

Th. Nr. 2310 F. M. ♀ geb. 1880

Mammakarzinom rechts, inoperabel (Abb. 13)

Klinik: die ganze rechte Mamma von einem bläulich-rot verfärbten Tumor eingenommen. Die Tumoroberfläche ist ulzeriert und von Krusten bedeckt. In der rechten Axilla finden sich abszeßähnliche Veränderungen, wahrscheinlich ulzerierten Metastasen entsprechend.
1. Serie Röntgentiefentherapie mit 8 000 r Gesamtoberflächendosis auf den

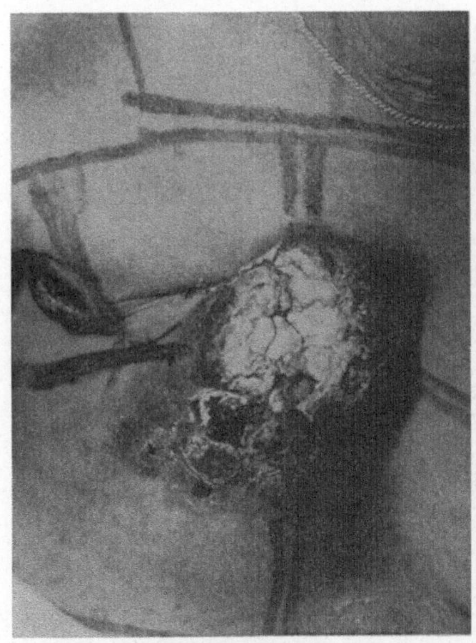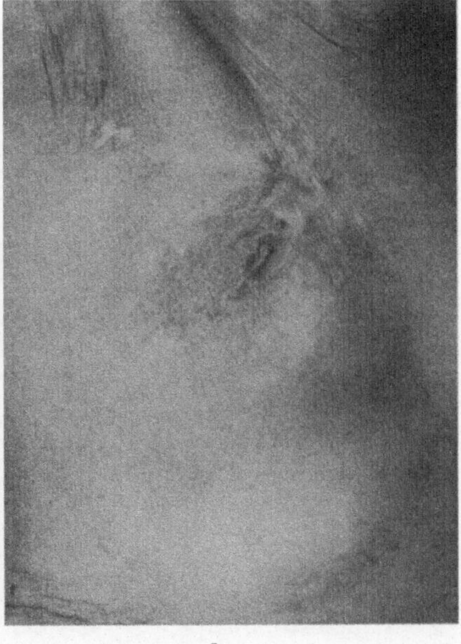

a   b

Abb. 13. Th. Nr. 2310. a) Lokalbefund vor Beginn der Strahlenbehandlung, b) Lokalbefund nach 2 Bestrahlungsserien

Tumor zentriert (vier Felder) und je 2 000 r Gesamtoberflächendosis auf die Axilla und Supraklavikularregion, Juni 1956.

Kontrollbefund im August 1956: die Tumorveränderungen weitgehend zurückgebildet. Der mediale Anteil der rechten Mamma in eine derbe, verschiebliche Platte umgewandelt. Rechts parasternal Teleangiektasien im Bereiche eines ca. markstückgroßen, sklerosierten Narbenbezirkes liegend. Narbenzüge ziehen von der Mamma gegen die Axilla. Dortselbst ist an Stelle der nachgewiesenen, tumorverdächtigen Ulzeration ebenfalls nur mehr eine derbe Induration nachweisbar.

2. Serie Röntgentiefentherapie 3 200 r auf das ursprüngliche Tumorgebiet (laterales und mediales Thoraxfeld) und 1 600 r auf die Axilla- und Supraklavikularregion, August 1956.

Eine Operation wurde wegen der ablehnenden Haltung der Patientin nicht durchgeführt. Der Tod erfolgte zwei Jahre und ein Monat nach Bestrahlungsbeginn. Todesursache: allgemeine Metastasierung und Krebskachexie.

Th. Nr. 4943 K. A. ♀ geb. 1895

Mammakarzinom rechts inoperabel (Abb. 14)

Klinik: faustgroßer Tumor im Bereiche der lateralen Quadranten der rechten Mamma. Neben dem Tumor subkutan gelegene bis walnußgroße Metastasen. In

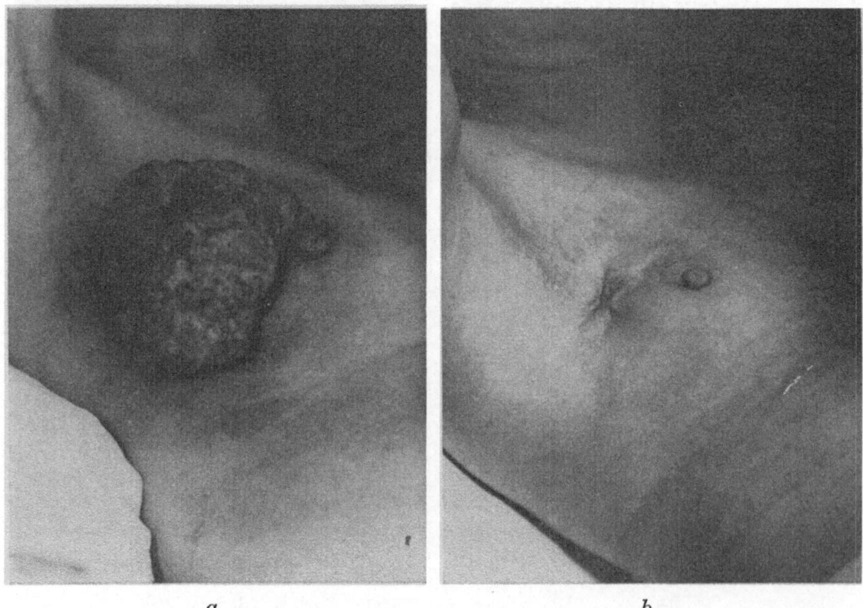

a   b

*Abb. 14. Th. Nr. 4943. a) Lokalbefund vor Beginn der Strahlenbehandlung,
b) Lokalbefund 6 Monate nach der Strahlenbehandlung*

der rechten Axilla kleinbohnengroße Drüsen tastbar. Der Tumor ist oberflächlich exulzeriert.

1. Serie Röntgentiefentherapie mit 5 600 r Oberflächendosis auf den Tumor und 2 800 r Oberflächendosis auf die regionören Lymphwege, November 1954.

Die Kontrolluntersuchung sechs Monate nach erfolgter Bestrahlung ergibt eine fast vollständige Tumorrückbildung. Als Restbefund findet sich ein walnußgroßer subkutan gelegener Knoten im Bereiche des ursprünglichen Primärtumors. Die Hautoberfläche ist in diesem Bereich narbig strahlig eingezogen.

Eine Operation wird von der Patientin abgelehnt.

Der Tod erfolgte vier Jahre und fünf Monate nach begonnener Strahlenbehandlung. Todesursache: Kachexie.

Th. Nr. 4165 Sch. F. ♂ geb. 1901

Rektumkarzinom (papilläres Adenokarzinom) (Abb. 15)

Röntgenbefund: 7 cm kranial vom Anus beginnende Stenosierung des Rektum auf Kleinfingerdicke. Die Stenose gut drei Querfinger lang.

Klinik: es bestehen starke Stenosebeschwerden. Die Inoperabilität ergibt sich aus dem Allgemeinzustand des Patienten.

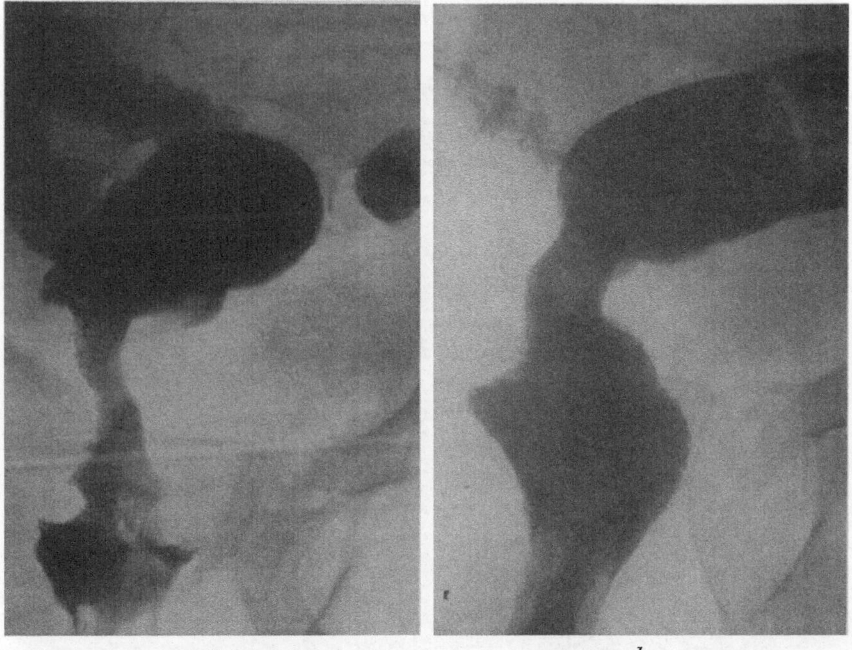

a   *b*

Abb. 15. Th. Nr. 4165. a) Lokalbefund vor Bestrahlungsbeginn, b) Lokalbefund 3 Jahre nach Bestrahlungsbeginn

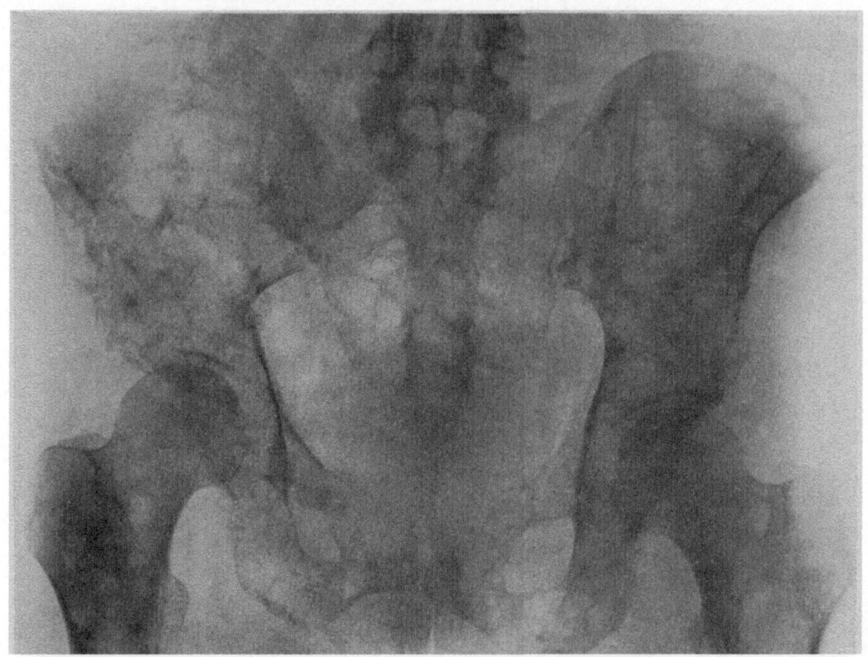

a

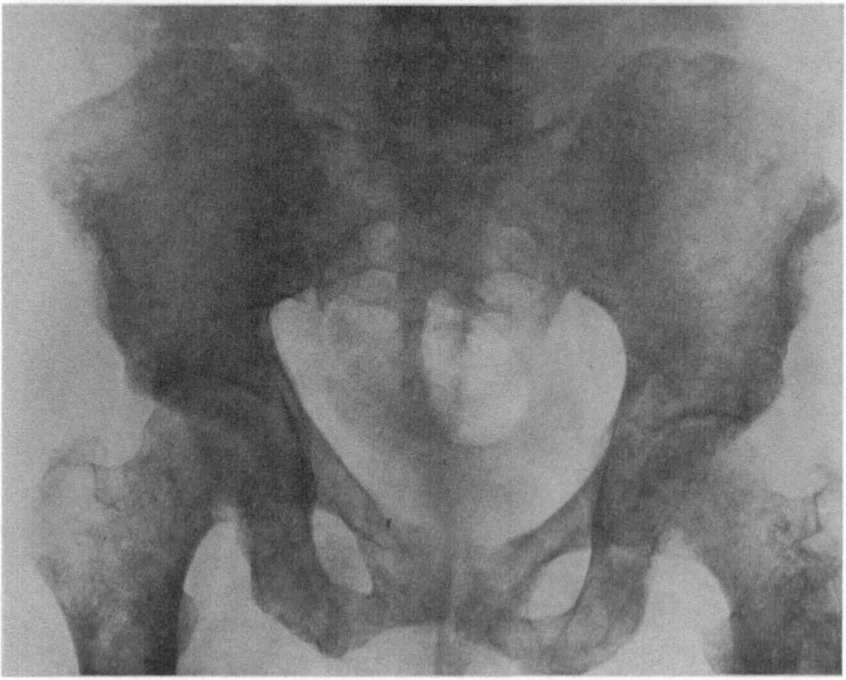

b

1. Serie Kobaltkontaktbestrahlung mittels endorektaler Kobalteinlage (Kobaltperlenkette) mit 2 560 r Kontakt am 8. 8. 1962, Telekobaltstehfeldbestrahlung mit 8 800 r Gesamtoberflächendosis von 2 Unterbauch- und 2 Glutäalfeldern aus, August 1962.
2. Serie Telekobaltstehfeldbestrahlung mit 8 000 r Gesamtoberflächendosis von 2 Unterbauch- und 2 Glutäalfeldern aus, November 1962.
3. Serie Kobaltkontaktbestrahlung mittels endorektaler Kobalteinlage (Kobaltperlenkette) mit 3 840 r am 13. 5. 1963, 3 840 r am 15. 5. 1963.

Die Kontrolluntersuchung 3 Jahre nach Bestrahlungsbeginn ergibt röntgenologisch ein stationäres Zustandsbild. Die Stenosestelle ist eher weiter als zu Bestrahlungsbeginn und entspricht einem starren Rohr. Von Seiten des Patienten werden keine wesentlichen Beschwerden geäußert.

Th. Nr. 1146 D. E. ♀ geb. 1924

Mammakarzinom rechts, op. (Abb. 16)

Diffuse Skelettmetastasen und Metastasen in der linken Mamma sowie deren regionären Lymphknoten; nicht gehfähig, stark reduzierter Allgemeinzustand; mit Hormonen und strahlentherapeutisch vorbehandelt.

Röntgentiefentherapie der besonders schmerzhaften Skelettveränderungen mit 1400 r pro Feld (insges. 22000 r Gesamteinfalldosis in fünf Bestrahlungsserien innerhalb von zwei Jahren).

Es wurden im Verlauf der Behandlung häufige Bluttransfusionen gegeben. Außerdem erfolgte eine intensive Allgemeinbehandlung mit A F 2, hohe Dosen Vitamin A sowie C- und B-Komplex. Vitamin Calcium D-Stöße bei gleichzeitiger Gabe von Phosphorsäurepräparaten und Ossopantabletten.
Laborwerte: 11. 11. 1955: Ery. 4,080 000, Hb 85%, Leuko 7 300. BSG 95/119, Gewicht 55 kg, Weltmann 1—6.
22. 11. 1955: Ery. 3,890 000, Hb 60%, Leuko. 2 200, BSG 60/94, Gewicht 56 kg, Weltmann 1—6.
7. 12. 1955: Ery. 2,94 0000, Hb 60%, Leuko. 1 500, BSG 75/88, Gewicht 55 kg, Weltmann 1—6.
28. 4. 1956: Ery. 3 900 000, Hb 84%, Leuko 2 950, BSG 30/62, Gewicht 60 kg.
Die Röntgenkontrolle des Skelettes ergibt eine deutliche Besserung des Zustandsbildes mit Umwandlung der osteoklastischen in osteoplastische Metastasen.

Zwei Jahre nach Behandlungsbeginn erfolgte der Tod der Patientin, die bis zu dem endgültigen, knapp vor ihrem Tode eintretenden Zusammenbruch des Organismus wieder gehfähig und bei relativ gutem Allgemeinzustand war.

Die Beurteilung der Behandlungsergebnisse, allein nach den erzielten Überlebenszeiten würde bei inoperablen Krebskranken zu falschen Vorstellungen führen, da die erzielten Palliativerfolge mit oft beachtlichen Remissionen und Besserung der subjektiven Beschwerden nicht ausreichend zum Ausdruck kommen. Trotzdem sollen noch die Ergebnisse bei einigen

---

◀ *Abb. 16. Th. Nr. 1146. a) Beckenröntgenaufnahme vor Behandlungsbeginn, b) Beckenröntgenkontrollaufnahme 21 Monate nach Behandlungsbeginn*

Krankheitslokalisationen demonstriert werden, da sie einen eindrucksvollen Hinweis auf die Schwere des Patientengutes und die Schwierigkeiten einer Behandlung geben.

Überlebenszeiten von 42 inoperablen Mammakarzinomen (1955—1961)

Überlebenszeiten in Monaten nach Bestrahlungsbeginn							
	bis 12	bis 24	bis 36	bis 48	bis 60	bis 72	bis 84
inoperable Mammakarzinome	22	13	2	2	2	—	1	42

Überlebenszeit von 499 bestrahlten inoperablen Bronchialkarzinomen (1955—1961)

	Überlebenszeit in Monaten nach Bestrahlungsbeginn								
	bis 6	bis 12	bis 18	bis 24	bis 30	bis 36	bis 42	bis 48	über 48
Bestrahlungsmethode Bewegungsbestrahlung mit Einzeldosis unter 150 r	75	73	27	19	6	2	2	—	—	204
Bewegungsbestrahlung mit Einzeldosis über 150 r	35	34	15	2	—	—	2	1	3	92
Stehfeldbestrahlung mit Einzeloberflächen- dosis unter 150 r	43	12	3	2	1	—	—	—	—	61
Stehfeldbestrahlung mit Einzeloberflächen- dosis über 150 r	80	36	15	4	3	—	—	—	—	138

Überlebenszeiten von 260 inoperablen Uteruskarzinomen und Rezidiven nach Radikaloperation (1955—1961)

	Überlebenszeiten in Monaten nach Bestrahlungsbeginn						
Krankheitslokalisation	bis 12	bis 24	bis 36	bis 48	bis 60	bis 72	über 72
inoperable Uteruskarzinome	71	47	18	4	4	6	1	151
Beckenwand- und Scheidenstumpfrezidive	69	21	6	5	3	2	3	109
insgesamt	140	68	24	9	7	8	4	260

Ein weiterer Beweis für die Schwierigkeiten bei der Strahlenbehandlung von inoperablen Krebspatienten ergibt sich aus dem Überblick über die durchschnittlich erzielbaren Überlebenszeiten bei einigen Organlokalisationen.

Inoperables Mammakarzinom	16 Monate
inoperables Bronchialkarzinom	12,5 Monate
inoperables Uteruskarzinom	19,3 Monate
Beckenwandrezidive nach operiertem Uteruskarzinom	19,9 Monate
Rektumkarzinom	22,7 Monate
Magenkarzinom	19,4 Monate
Ösophaguskarzinom	9,5 Monate
Medulloblastome	10 Monate
Glioblastom multiforme	9 Monate
Meningeome	25 Monate

7. Einige Grundbegriffe zur Strahlentherapie

Austrittsdosis: Oberflächendosis an der dem Strahleneinfallfeld abgewandten Fläche der bestrahlten Materie.

Dosisleistung: diejenige Strahlenmenge, die in der jeweiligen Zeiteinheit von einer natürlichen oder künstlichen Strahlenquelle geliefert wird. Sie wird ausgedrückt in Röntgen (r) je Minute = r/min.

Dosiseinheit: Röntgen = r. Physikalisch entspricht die Einheit der Röntgen- und γ-Strahlendosis 1 r einer Ionisierungsarbeit von rund 84 erg je Gramm Luft. Es handelt sich um jene Röntgenstrahlenmenge, durch die in einem ccm Luft bei einer Temperatur von 0 Grad und einem Druck von 760 mm Quecksilber $1,611 \times 10^{12}$ Ionenpaare beiderlei Vorzeichens ausgelöst werden. *rep* ist der Ausdruck für die in jedem Gewebsvolumen tatsächlich absorbierte und biologisch wirksame Dosis. Ein rep entspricht der Ionisierungsarbeit von 93 r je g bestrahlter Materie. Bei Bestrahlung von Muskelgewebe ist die absorbierte Dosis 1 rep gleich der eingestrahlten Dosis von 1 r. *rad* ist die Maßeinheit für die im jeweils bestrahlten Objekt abgegebene Ionisationsenergie. Ein rad entspricht der Ionisationsenergie von 100 r je g Materie = 1,075 rep.

Durchgangsdosis: die von der Primärstrahlung nach Durchdringen des bestrahlten Objektes noch vorhandene Dosis.

Einfalldosis: Strahlenmenge, die auf die Oberfläche eines Bestrahlungsobjektes auftrifft.

Filter: Metallschicht, welche in den Strahlengang eingebracht wird und die weiche Strahlung schwächt oder abfiltert. Die Strahlung wird dadurch aufgehärtet und homogenisiert.

Fokushautabstand: Entfernung des Brennfleckes der Röntgenröhre oder der Strahlenquelle von der Hautoberfläche.

Halbwertschicht: Maßstab für die Strahlenqualität. Sie entspricht derjenigen Schichtdicke einer Materie in mm, die die Dosisleistung einer Strahlung auf die Hälfte herabsetzt.

Herdraumdosis: Raumdosis im Krankheitsherd.

Intensität: gesamte, durch die Flächeneinheit hindurchgehende Energie einer ionisierenden Strahlung, bezogen auf die Zeiteinheit.

Oberflächendosis: Summe von Einfallsdosis und Rückstrahldosis.

Raumdosis: Produkt aus absorbierter Dosis und durchstrahltem Volumen, ausgedrückt in Röntgenliter = rl.

Relative Tiefendosis: Dosis an irgendeinem Punkt in der Gewebstiefe, in Prozenten der Oberflächendosis angegeben.

Relative Herdraumdosis: Verhältnis von Raumdosis zu dem durchstrahlten Gesamtvolumen eines Bestrahlungsobjektes.

Strahlenqualität: Kennzeichnung einer Strahlung hinsichtlich ihrer Eindringtiefe bzw. Durchdringungsfähigkeit für Materie in Abhängigkeit von ihrer Wellenlänge. Die Strahlenqualität ist durch Röhrenspannung und Angabe der Halbwertschicht bezeichnet.

Streustrahlzusatzdosis: Rückstrahldosis an der Oberfläche des bestrahlten Objektes. Sie ist abhängig von der Strahlenqualität, dem spezifischen Gewicht des bestrahlten Objektes und der Größe des Strahleneinfallfeldes.

Tiefendosis: Dosis in der Tiefe des Gewebes entsprechend der Summe aus der um den absorbierten Anteil verminderten Primärstrahlung und der Streustrahlzusatzdosis.

Wirkungsdosis: Summe der direkt von der Strahlenquelle kommenden und der indirekt in der bestrahlten Materie entstehenden Strahlung.

LITERATUR

BACQ Z. M. und P. ALEXANDER: Grundlagen der Strahlenbiologie. Stuttgart 1958

BAUER K. H.: Das Krebsproblem. Berlin-Göttingen-Heidelberg 1963

BECKER S. und G. SCHUBERT: Die Supervolttherapie. Stuttgart 1961

FUCHS G.: Röntgentherapie. München-Berlin 1958

HEIM W., W. SCHUMACHER, D. FROST: Radioaktive Isotope in der Chirurgie. Berlin 1961

JANKER R. und R. ROSSMANN: Grundriß der Röntgentherapie. Berlin-Göttingen-Heidelberg 1958

KELLER H. L.: Dosisverteilung und Dosisermittlung bei der Pendelbestrahlung (200 kV bis 17 MeV). München-Berlin 1964

KEPP R. K.: Grundlagen der Strahlentherapie. Stuttgart 1952

KNIERER W.: Praktische Strahlentherapie. Stuttgart-Wien-Zürich 1957

DU MESNIL DE ROCHEMONT R.: Lehrbuch der Strahlenheilkunde. Stuttgart

OESER H.: Strahlenbehandlung der Geschwülste. München-Berlin 1954

RIES J. und H. BREITNER: Strahlenbehandlung in der Gynäkologie. München-Berlin 1959

RIESBECK K. H.: Zur Methodik der Röntgenstrahlen-Behandlung bösartiger Geschwülste. Leipzig 1955

SCHINZ H. R., R. GLAUNER, A. RÜTTIMANN u.a.: Ergebnisse der medizinischen Strahlenforschung. Stuttgart 1964

SCHINZ H. R., H. HOLTHUSEN, B. RAJEWSKY, G. SCHUBERT: Strahlenbiologie, Strahlentherapie, Nuclearmedizin und Krebsforschung. Stuttgart 1959

SCHREIBER H.: Biophysikalische Strahlenkunde. Berlin 1957

SCHWIEGK H.: Künstliche radioaktive Isotope in Physiologie, Diagnostik und Therapie. Berlin-Göttingen-Heidelberg 1953

VOGT A.: Diagnostik und Strahlentherapie der Geschwulstkrankheiten. Stuttgart 1955

WACHSMANN F.: Die radioaktiven Isotope. Berlin 1954

WICHMANN H. und F. HEINZEL: Leitfaden der Bewegungsbestrahlung. Berlin-Göttingen-Heidelberg 1959

MARCHIONINI A. und C. G. SCHIRREN: Handbuch der Haut- und Geschlechtskrankheiten; Strahlentherapie von Hautkrankheiten. Berlin-Göttingen-Heidelberg 1959

TESCHENDORF W.: Die Teleröntgentherapie. Stuttgart 1953

II. ZYTOSTATISCHE KREBSBEHANDLUNG

1. Einführung und Allgemeines zur Behandlung mit Zytostaticis

Nachdem trotz bedeutsamer Fortschritte auf den Gebieten der Technik und Wissenschaften die Grenzen der radiochirurgischen Krebsbehandlung vorerst erreicht sind und ausschlaggebende Neuerungen in nächster Zeit nicht erwartet werden können, haben sich die Bemühungen um die Entwicklung eines chemotherapeutischen Krebsheilmittels besonders verstärkt. Unzählige chemische Stoffe und Verbindungen wurden bezüglich ihrer Wirkung auf die Krebszelle untersucht, bis schließlich einige Präparate entwickelt werden konnten, die als sogenannte Zytostatika zur chemotherapeutischen Krebsbehandlung herangezogen werden. Ohne die Bedeutung und den Nutzen dieser Zytostatika herabzusetzen, muß gleich eingangs festgestellt werden, daß bisher bei alleiniger Durchführung einer zytostatischen Therapie noch keine endgültige Krebsheilung erzielt werden konnte. Trotzdem ist im Hinblick auf die häufigen Berichte über eine günstige subjektive und objektive Beeinflussung des Karzinomgeschehens die zytostatische Behandlung, insbesondere in Verbindung mit der radiochirurgischen Krebsbehandlung und bei Durchführung einer entsprechenden und ausreichenden Allgemeinbehandlung, durchaus gerechtfertigt.

Die Indikation zur Durchführung einer zytostatischen Behandlung ist beim inoperablen Krebskranken grundsätzlich immer gegeben. Besondere Bedeutung gewinnt sie jedoch bei jenen Zustandsbildern, die für eine strahlentherapeutische Behandlung nicht oder nur weniger geeignet sind, wie z. B.:

bei ausgedehnter Metastasierung in verschiedene Organe und bei Generalisation,

bei Tumorlokalisationen in unmittelbarer Nachbarschaft tuberkulöser Prozesse, die während einer Strahlenbehandlung exarzerbieren könnten,

bei strahlenrefraktären Zustandsbildern oder Patienten, deren Hauttoleranzdosis bereits erreicht ist,

bei einem Großteil der Hämoblastosen und

bei Patienten, die aus äußeren Ursachen einer Strahlenbehandlung nicht zugeführt werden können.

Die erste chemotherapeutische Krebsbehandlung wurde bereits 1865 von LISSAUER durchgeführt, der eine Leukämie mit Arsen behandelte. Seither wurden sehr unterschiedliche chemische Stoffe und Behandlungsverfahren zur

Krebsbehandlung herangezogen; sie werden manchmal als Chemotherapeutika, meist aber als Zytostatika bezeichnet.

In Anlehnung an den bei der Behandlung bakterieller Infektionen entstandenen Begriff der Chemotherapie und unter Berücksichtigung ihres Wirkungsmechanismus sollten nur solche chemischen Stoffe als Zytostatika bezeichnet werden, die als körperfremde Substanzen eine direkte Wirkung auf die Krebszelle und deren Stoffwechsel auszuüben vermögen. Alle anderen Stoffe, die auf indirektem Wege durch Beeinflussung des Gesamtorganismus und dessen Stoffwechselvorgänge wirken, gehören in das Gebiet der Allgemeinbehandlung.

HEILMEYER und in ähnlicher Weise DOMAGK bezeichneten alle jene chemischen Substanzen als Zytostatika, welche ohne Rücksicht auf den Wirkungsmechanismus das Wachstum der Krebszelle hemmen.

Die heute zur Anwendung gelangenden Zytostatika sind alle unspezifische Proliferationsgifte, die außer ihrer Wirkung auf die Krebszelle auch alle anderen, sich schnell teilenden Zellen des Organismus — die Mausergewebe — in Mitleidenschaft ziehen. Auch dann, wenn eine gewisse selektive Wirkung auf manche Zellen nachgewiesen werden konnte, bleibt diese Wirkung auf den Gesamtorganismus aufrecht. Als Folgeerscheinung dieser unerwünschten Eigenschaften sehen wir Nebenerscheinungen und Reaktionen im Organismus des Geschwulstträgers, welche die Behandlung außerordentlich erschweren und dazu führen, daß die möglichen Maximaldosen von der Toleranz des normalen Proliferationsgewebes bestimmt werden.

Als besonders empfindlich erwiesen sich:

das hämopoetische System, insbesondere das Knochenmark,

das lymphatische Gewebe,

die Gonaden,

die Schleimhaut des Magendarmtraktes,

die Haarwurzeln und Fingernägel.

Infolge der keimschädigenden Wirkung der Zytostatika wurde vor ihrer Anwendung bei Jugendlichen vielfach gewarnt oder zumindest eine vitale Indikation verlangt. Dieselbe ist allerdings bei inoperablen Krebskranken immer gegeben, so daß, z.B. auch bei Jugendlichen mit akuten Hämoblastosen, allgemein eine zytostatische Behandlung durchgeführt wird.

Von nicht geringem Interesse ist die Frage über die Folgen einer zytostatischen Behandlung in der Schwangerschaft und im zeugungsfähigen Alter der Patienten.

Das Zusammentreffen von Tumorleiden und Schwangerschaft ist relativ selten und am häufigsten noch bei chronischen Myelosen und Lymphadenosen sowie beim Lymphogranulom zu finden. Wie z.B. beim Myleran gezeigt werden konnte, ist bei Durchführung einer zytostatischen Behandlung mit Mißbildungen zu rechnen. Es ist daher der Aufklärung der Patienten besonderes Augenmerk zu schenken und eine zytostatische Behandlung, besonders in den ersten Schwangerschaftsmonaten, tunlichst zu vermeiden. Die Gefahr einer Erbschädigung ist auch nach zytostatischer Behandlung des Mannes gegeben. Besonders bei Intervallbehandlung besteht die Möglichkeit einer wiedereintretenden Zeugungsfähigkeit und die Gefahr einer Mißbildung des Kindes.

Die Schwierigkeiten bei der Behandlung mit Zytostaticis liegen aber nicht nur in ihrer Toxizität und der unspezifischen Wirkung, sondern können sich auch von Seiten der Tumoren her einstellen, die sehr unterschiedlich beeinflußbar sind. Für dieses unterschiedliche Verhalten der Tumoren werden verschiedene Gründe angeführt. Vielfach ist die Durchblutung des Tumors oder der Metastase herabgesetzt, so daß nur unzureichende Mengen des Zytostatikums an dieselben herangeführt werden können, oder es besteht eine infolge arteriovenöser Kurzschlüsse im Tumor gigantisch erhöhte und beschleunigte Durchblutung (VOGLER), so daß das Zytostatikum das Tumorgebiet sofort wieder verläßt und daher auch nicht wirksam wird. Höher differenzierte Tumoren weisen eine gegenüber dem normalen Mausergewebe gleiche oder verminderte Proliferationstendenz auf, wodurch für die Dosierung nur ein ganz schmaler Spielraum zwischen verträglicher und wirksamer Dosis entsteht. Weitere Gründe für ein schlechtes Ansprechen auf eine zytostatische Behandlung werden von GROSS und BOCK in der Verminderung der Zelloberflächendurchlässigkeit, der vermehrten Entgiftungstätigkeit des Organismus und in der gegenüber einer normalen Zelle geänderten Stoffwechselsituation der mutierten Zellen gesehen.

Die besondere Empfindlichkeit der blutbildenden Organe, die an der Grenze der Verträglichkeit liegende Dosierung und die Kumulation der zytostatischen Effekte führen nicht selten zu so starken unerwünschten Nebenerscheinungen, daß sie den Abbruch der Behandlung erzwingen. Diese Nebenerscheinungen betreffen sowohl den Gesamtorganismus und damit das Allgemeinbefinden der Patienten als auch einzelne Organe und Organgruppen.

Allgemeine Störungen:

Mattigkeit, Gliederschmerzen, Appetitlosigkeit, Übelkeit, Erbrechen, Gewichtsverlust, psychische Veränderungen bis zum Auftreten von Depressionen.

Bei kombinierter Behandlung mit Zytostaticis und Prednisolon, z. B. bei Leukämien, kann eine Pilzsuperinfektion (Soor) eintreten.

Lokale Störungen:

Schädigungen der blutbildenden Organe mit Granulozytopenie und Panzytopenien (Empfindlichkeitsreihe nach GROSS: Lymphopoese, Granulozytopoese, Thrombozytopoese, Erythropoese).

Schädigung der Schleimhäute mit Stomatitis, Gingivitis, Ösophagitis, Enterokolitis mit Diarrhöen und Blutungen.

Keimschädigungen mit Störungen der Menses, Azoospermie und Gefahr der Erbschädigung.

Störungen der Antikörperbildung.

Veränderungen der Haut und ihrer Anhangsgebilde in Form von Erythemen im Bereiche von sonnenbestrahlten Stellen, Hyperpigmentierungen und makulo-papilläre Exantheme, Haarausfall.

Störungen des Nagelwuchses und Brüchigkeit der Nägel sind seltener, ebenso vermehrte Harnsäureausscheidung und präurämische Zustandsbilder, sowie Leberparenchymschäden mit Ikterus und Neuritiden.

Lokale thrombophlebitische Reizungen an den Injektionsstellen sind häufige Nebenerscheinungen, die besonders dann auftreten, wenn geringste Mengen des Zytostatikums paravenös gespritzt werden. Bei größeren Mengen werden bereits ausgedehnte lokale Nekrosen beobachtet. Um die Reaktion der blutbildenden Organe auf die Zytostatika rechtzeitig zu erkennen, sind laufende Kontrollen der Leukozytenwerte üblich. Es hat sich jedoch erwiesen, daß die gleichzeitige Überprüfung der Thrombozytenwerte und Retikulozytenwerte für die Früherkennung auftretender Schädigungen besonders wertvoll ist.

Die Behandlung der angeführten Allgemeinerscheinungen und Organschädigungen richtet sich nach der Schwere derselben. Minderung der Tagesdosis ist bei geringeren Störungen meist ausreichend. In schweren Fällen ist das Absetzen des Zytostatikums als schädliches Agens unvermeidlich, obwohl damit eine gewisse Gefahr einer neuerlichen Propagation des Krebsgeschehens gegeben sein soll. Infusionen von Periston N erleichtern die Ausschwemmung von Toxinen und unterstützen neben Bluttransfusionen den besonders empfindlichen hämopoetischen Apparat. In diesemZusammenhang haben sich Kuren mit Faktor AF II *Guarneri* als besonders günstig erwiesen.

Weiterhin werden empfohlen:

Gamma-Globuline, Kortikosteroide bis zu 60 mg täglich, meist als Prednisolon, zugleich mit Breitbandantibiotika, Vitamin C und B 6, L-Cystein als Zysteinhydrochlorid, täglich 15 bis 20 g per os. Wurden als Zytostatikum Folsäureantagonisten verwendet, so steht Leukoverin (Lederle) als Antidot zur Verfügung. Gegen Arsenvergiftungen wurden die Präparate Sulfactin (Homburg) und B. A. L. (Boots Pure Drug Comp.) angewendet. Für die durch paravenöse Injektion entstandenen Gewebsschäden gelten ganz allgemein chirurgische Richtlinien. Sie werden entsprechend dem Ausmaß der Schädigung operativ oder konservativ (z. B. Fibrolan, Tripure-Novo, Mycostatin) behandelt.

Therapeutischer Index und therapeutische Einheit

Über die Brauchbarkeit eines Zytostatikums entscheidet nach den bisher erfolgten Ausführungen nicht allein seine Tumorwirksamkeit oder die Verträglichkeit, sondern vor allem das Verhältnis zwischen diesen beiden Eigenschaften. Erwünscht ist ein möglichst niedriger Index von „dosis curativa" zu „dosis maxima tolerata". Die Bestimmung dieses Verhältnisses erfolgt mittels des *therapeutischen Index* nach Brock. Er bezeichnet das Verhältnis der bei höchstens 5% der Versuchstiere letalen Dosis zu der bei 95% der Tiere sicher kurativ wirksamen Dosis (DL5/Dc95) als therapeutischen Index. Demnach ist der therapeutische Index = 1, wenn z.B. durch 10 mg eines Zytostatikums 95% der Tumortiere heilen und 5% sterben. Druckrey stellt an Stelle des therapeutischen Index die *therapeutische Einheit*. Die Dosierung wird in Prozenten der exakt bestimmbaren mittleren letalen Dosis (% LD_{50}) ausgedrückt, wobei diese Dosis LD_{50} = 100 therapeutischen Einheiten gleichgesetzt wird. Voraussetzung ist, daß die verwendete Substanz für Menschen nicht toxischer ist als für die Versuchstiere. Dosen über 25 therapeutische Einheiten werden als gefährlich angesehen.

2. Aus der Biochemie des Zellstoffwechsels

Bevor verschiedene Zytostatika und ihr Einfluß auf die Tumorzelle und deren Stoffwechselvorgänge abgehandelt werden, soll eine grobschematische Übersicht über den Zellstoffwechsel das Verständnis für die außerordentlich komplizierten Wirkungsmechanismen und unterschiedlichen Angriffspunkte der Zytostatika erleichtern.

Die für das Wachstum erforderliche Energie der normalen Zelle wird bei der Oxydation der Glukose — der sogenannten Atmung —, das heißt bei der vollständigen Ausnützung der Glukose durch Verbrennung zu CO_2 und H_2O frei. Der Krebszelle steht auch bei ausreichend vorhandenem Sauerstoff eine zweite Energiequelle zur Verfügung, die sogenannte aerobe Glykolyse, auf welchem Wege der Großteil ihres Energiebedarfes gedeckt wird. Es handelt sich um die Spaltung der Glukose in 2 Moleküle Milchsäure. Die dabei gewonnene Energie ist wesentlich geringer als bei der normalen Atmung. Die Fähigkeit, auch ohne Sauerstoff zu leben und die Energie ausschließlich aus der Spaltung der Glukose zu beziehen (anaerobe Glykolyse), stellt ein weiteres biochemisches Kennzeichen dar, das bei allen Tumorzellen vorzufinden ist. Diese grundsätzlichen Erkenntnisse verdanken wir Warburg.

Die Glykolyse — der Abbau des Glykogens und der Glukose zu Milchsäure erfolgt auf demselben Wege und mit den gleichen Zwischenstufen wie bei normalem Gewebe. Es handelt sich um den Embden-Meyerhof-Weg und den sogenannten Hexosephosphatshunt, mit dessen Hilfe aus Glukose-6-phosphat durch Oxydation und Decarboxylierung Ribose-5-phosphat, ein Bauelement der Mononukleotide, gebildet wird, sowie einen Abbauweg, auf welchem über 6-Ph-Glukonsäure Desoxyribose-Phosphat entsteht.

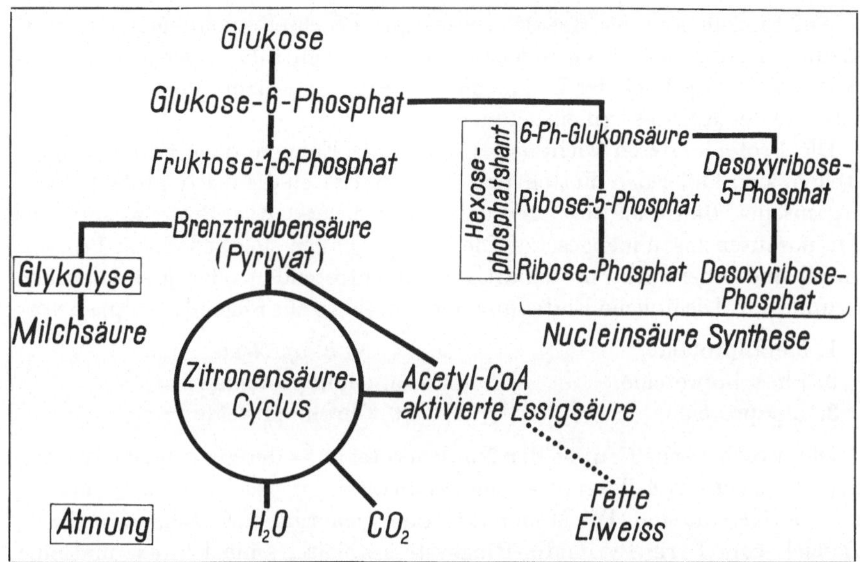

Abb. 17. Grobschematische Darstellung des Kohlehydratstoffwechsels und der Glykolyse

Der Ablauf der einzelnen Reaktionen ist an Wirkstoffe, die Enzyme oder Fermente gebunden, die für jeden Reaktionsablauf spezifisch sind und deren Vorhandensein für das Zustandekommen einer Umsetzung Voraussetzung ist. Die Enzyme sind hochmolekulare Stoffe von Proteincharakter. Abgesehen von einigen Ausnahmen — z.B. Prostatakarzinom, Knochenmetastasen — sind stärkere Abweichungen des Enzymgehaltes eines Krebsgewebes gegenüber seinem Muttergewebe oder im Vergleich mit anderen Körpergeweben nicht festgestellt worden. Von den vielen Enzymen, die in den Zellstoffwechsel eingreifen und von Bedeutung sind, sollen einige, die im Zusammenhang mit dem Abbau der Glukose und des Glykogens stehen, gleichzeitig mit der in der Literatur üblichen Abkürzung angeführt werden:

Adenosintriphosphat = ATP
Adenosindiphosphat = ADP
Diphosphopyridinnukleotid = DPN
Triphosphopyridinnukleotid = TPN
Laktat (Milchsäure) Dehydrogenase = LPH seltener MDH
Nicotinamid-adenin-dinukleotid = NAD

Bezogen auf das Serum wird vor die Abkürzungen ein S gestellt. Handelt es sich um eine reduzierte Form, so wird an die Abkürzungen ein H angehängt.

Auf Einzelheiten der Reaktionswege und Wechselbeziehungen des intermediären Stoffwechsels einzugehen, würde zu weit führen (sie sind u. a. aus KARLSON: „Lehrbuch der Biochemie", v. EULER: „Chemotherapie und Prophylaxe des Krebses" zu entnehmen).

Die Proteine, deren wichtigste Gruppe die Enzyme oder Fermente darstellen, sind außer den Fetten und Kohlehydraten die dritte große Gruppe organischer Bausteine des menschlichen Körpers. Alle Proteine sind aus Aminosäuren zusammengesetzt. Die Proteide bauen sich aus einem Proteinanteil und einer nicht proteinartigen, hinzutretenden oder prosthetischen Gruppe auf. Die übliche Einteilung der Proteide sieht folgende Gruppen vor:

1. Metallproteide,
2. Phosphoproteide,
3. Lipoproteide,
4. *Nukleoproteide*,
5. Glykoproteide,
6. Chromoproteide.

Die prosthetische Gruppe der Nukleoproteide — der zusammengesetzten Eiweißkörper des Zellkernes — sind Nukleinsäuren, welche aus Mononukleotiden aufgebaut sind. Die Mononukleotide wiederum enthalten je eine Base, die sich vom Purin-Pyrimidin-Ringsystem ableitet, eine Pentose und eine o-Phosphorsäure.

Die Nukleinsäuren sind entscheidende Bestandteile des genetischen Apparates der Zelle. Es ist zu unterscheiden zwischen der Desoxyribonukleinsäure

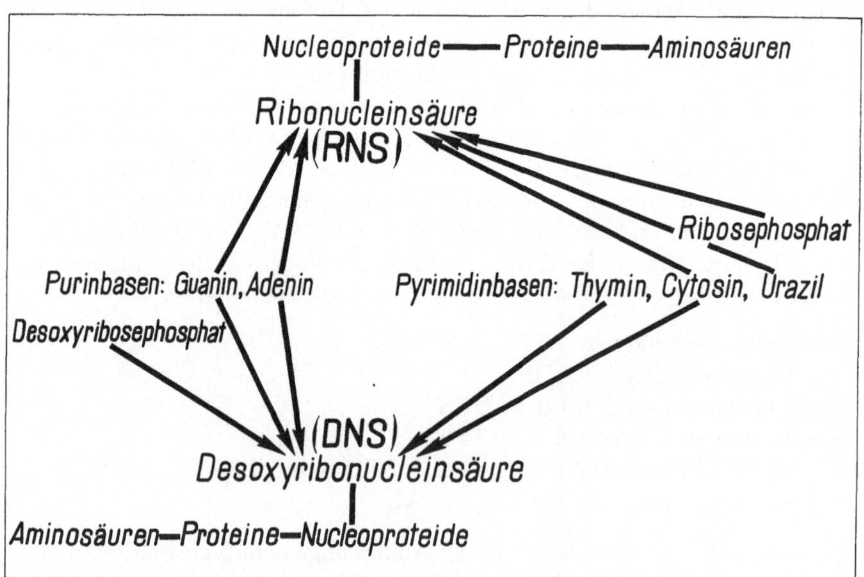

Abb. 18.   *Schema der Nukleinsäurenzusammensetzung*

(DNS), welche ausschließlich im Zellkern zu finden ist und die genetischen Informationen enthält, und den Ribonukleinsäuren (RNS), welche für das Wirksamwerden der Informationen sorgen und im Nukleolus, vorwiegend aber im Zytoplasma, insbesondere in den Mitochondrien und Mitosomen, vorkommen. DNS weist als Pentose die Desoxyribose, RNS die Ribose auf.

Die zytologisch erkennbaren Mitosestörungen (Kernpyknose und Fragmentation, Chromosomenstörungen etc.), welche nach Anwendung eines Zytostatikums beobachtet werden können, sind Folgeerscheinungen von Störungen der Glykolyse, der Desoxyribonukleinsäuresynthese und anderer enzymatischer Zellstoffwechselvorgänge.

3. Zum Wirkungsmechanismus der Zytostatika

Die Untersuchungen über den Wirkungsmechanismus der Zytostatika sind noch in vollem Gange und erstrecken sich in erster Linie auf das Gebiet der Biochemie. Im Gegensatz zum physikalischen Primärakt einer Röntgenstrahlung wirken die Zytostatika auf dem Wege über chemische Reaktionen, die den Nukleinsäurestoffwechsel betreffen und beeinflussen.

Die Auswirkungen und morphologisch faßbaren Veränderungen sind vielfach denen nach Einwirkung ionisierender Strahlen ähnlich, weshalb auch eine Gruppe von Zytostatika als sogenannte *„Radiomimetische Substanzen"* (LOVELESS) bezeichnet wurde. Es handelt sich um chemische Substanzen, die am Ruhekern zu echten Chromosomenbrüchen und Genmutationen führen. Die Folgeerscheinungen treten dann bei den überlebenden Zellen in der folgenden Mitose zu Tage. Als wirksame Substanz wurde das Äthylenimin ermittelt, das mit lebenswichtigen Zellstrukturen durch sogenannte Brückenbindungsreaktionen (Crosslincage-Effekt) in Beziehung tritt. Es handelt sich um jene Substanzen, die von GERHARTZ und Mitarbeitern als *alkylierende Substanzen* bezeichnet wurden.

Einige Zytostatika greifen wahrscheinlich direkt in die Mitosestadien der Zellen ein und blockieren sie. Zu diesen *echten karyoklastischen Substanzen* zählt z.B. das Colchizin, ein Spindelgift mit besonders hoher Phasenspezifität, und das Arsen. Auch über das Zytoplasma werden Kernveränderungen erzeugt, wobei, wie z.B. beim Urethan, durch Blockierung von Fermenten eine Kernstörung und mutagene Wirkung erzielt wird (BAQUE und ALEXANDER).

Die Wirkung der *Antiwuchsstoffe* (Antimetaboliten) beruht auf einem grundsätzlich anderen Mechanismus. Die zur Anwendung gelangenden chemischen Substanzen sind lebensnotwendigen Zellbausteinen ähnlich und wirken gleichsam als Attrappen, die zwar nicht funktionstüchtig sind, jedoch die Zellbausteine verdrängen und so die Synthese von Nukleinsäuren oder Enzymsystemen blockieren bzw. verhindern. Entsprechend den zur Verwendung gelangenden Antiwuchsstoffen erfolgt die Blockierung an verschiedenen Punkten und kann Purine, Aminosäuren, Pyrimidine, sowie die Wirkung von Fermenten betreffen. Bei Anwendung von Antiwuchsstoffen ist eine Gewöhnung des Organismus festzustellen, weshalb nach einer gewissen Zeit ein Wechsel oder eine Kombination mit einem anderen Zytostatikum erfolgen soll. Die geringen Unterschiede zwischen Wuchsstoffen und Antiwuchsstoffen hinsichtlich ihrer chemischen Struktur kann am Beispiel Purin und Antipurin (Puri-Nethol) demonstriert werden.

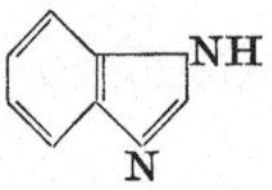

Außer dem 6-Merkaptopurin als Antagonist gegenüber physiologischen Purinen wie Adenin, Guanin, Xanthin, Hypoxanthin, gibt es noch eine größere Anzahl auf den Nukleinstoffwechsel antagonistisch wirkender Substanzen wie z. B.:

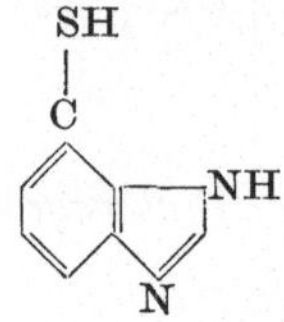

4 Aminopterin   — Antagonist der Folsäure
Teropterin   — Antagonist der Folsäure
Guanazolo   — Antagonist des Guanin
d-1-Aethionin   — Antagonist des Methionin
2,6-Di-Aminopterin   — Antagonist des Adenin
2-Thiouracil   — Antagonist des Pyrimidin.

Azaserin, ein Glutaminantagonist, wird auch zur Gruppe der Antibiotika gezählt, da es von gewissen Streptomyces-Kulturen isoliert wurde.

Die zur Krebstherapie verwendeten *Antibiotika* üben eine direkte Hemmwirkung auf die Krebszelle aus. Ihr Wirkungsmechanismus ist unterschiedlich. Manche Antibiotika aus der Aktinomycinreihe (z. B. Sanamycin) haben eine besondere Affinität zum lymphatischen System. Andere Streptomycinabkömmlinge verhindern den Einbau von Stickstoff in das Purinskelett und zeigen damit eine den Antimetaboliten ähnliche Wirkung. Eine Hemmung der Enzymaktivität alkalischer und saurer Gewebsphosphatasen stellt eine weitere Eigenschaft der Antibiotika dar.

4. Einteilung der Zytostatika

Die Einteilung der Zytostatika wird entsprechend ihrem unterschiedlichen Wirkungsmechanismus und ihrer verschiedenen Angriffspunkte noch uneinheitlich gehandhabt. HERBERGER, KEPP und andere teilen die Proliferationsgifte in zytostatische Substanzen als Mitosegifte und zytotoxische Substanzen als Ruhekerngifte und Interphasengifte. Andere sprechen von Mitosegiften, Ruhekerngiften und Antiwuchsstoffen. Entsprechend ihrem Wirkungsmechanismus und ihrer Herkunft erfolgt die Einteilung der Zytostatika zweckmäßig in:

1. Zytotoxische Substanzen, die sogenannten Proliferationsgifte,
2. Antiwuchsstoffe oder Antimetaboliten,
3. Antibiotika.

Zytostatika

A) ZYTOTOXISCHE SUBSTANZEN

I. Alkylierende Substanzen (Radiomimetika)

1. Lostderivate   a) N-Lost   b) S-Lost
2. Sulfonate
3. Äthylenimine   a) Äthylenmelamine   b) Äthyleniminochinone

II. Antimitotisch wirkende Zellgifte

1. Colchizinderivate
2. Urethanderivate
3. Arsen
4. Podophyllin

B) ANTIWUCHSSTOFFE (ANTIMETABOLITEN)

1. Folsäureantagonisten
2. Purinantagonisten
3. Glutaminsäureantagonisten
4. Pyrimidinantagonisten

C) ANTIBIOTIKA

1. Aktinomycine
2. Mitomycine

Entsprechend den schwankenden Behandlungsergebnissen und der großen Zahl von Substanzen mit krebshemmender, jedoch nicht mit Sicherheit krebsspezifischer Wirkung, werden immer neue zytostatisch wirkende Präparate in den Handel gebracht, angewendet und teilweise wieder verlassen. Mit Rücksicht auf die unterschiedlichen Ansichten bezüglich der Wahl des Zytostatikums und zur Wahrung des erforderlichen Überblickes werden im folgenden Abschnitt auch jene älteren Präparate angeführt, welche vielfach nur mehr als Ausgangssubstanzen einer Entwicklungskette historischen Wert besitzen oder zumindest selten zur Anwendung kommen.

A) Zytotoxische Substanzen

I. Alkylierende Substanzen (Radiomimetika)

Unter Alkylierung ist die chemische Anlagerung einer Alkylgruppe C_nH_{2n+1} an ein organisches Molekül oder Atom zu verstehen. Die biologisch wichtigen Alkylierungen weisen eine Bindung des Alkylrestes über ein Sauerstoff-Stickstoff- oder Schwefelatom auf. Für die Krebsbehandlung sind jene alkylierenden Substanzen von Bedeutung, die mindestens zwei Alkylgruppen tragen, wie z. B. Myleran:

$$CH_3—SO_2—O—(CH_2)_4—O—SO_2—CH_3$$

Die Wirkung der alkylierenden Substanzen hängt weniger vom Grundmolekül als von den reaktionsfähigen Seitenketten ab. Diesen chemischen, sehr unterschiedlichen Substanzen ist eines gemeinsam, sie greifen während des Zellteilungszyklus in die Synthese der Desoxyribonukleinsäuren ein und reagieren mit den Carboxyl-Hydroxyl- oder Sulfhydrylgruppen der Nukleoproteine und Nukleinsäuren sowie Zellfermenten unter Bildung von Alkylaminen. Als zweiter Wirkungsmodus wird die Beeinflussung des Energiestoffwechsels der Zelle angeführt. Es konnte, z. B. von Pütter, gezeigt werden, daß Trenimon die Dehydrogenierung der Glyzerinaldehydphosphorsäure durch Erniedrigung des Zellgehaltes an dem beteiligten Coferment DPN (Diphosphopyridinnukleotid) hemmt und damit die für Tumorzellen charakteristische Glykolyse beeinflußt.

Äthyleniminochinone üben eine besonders starke Wirkung auf die Glykolyse aus; Äthylenimine beeinflussen besonders die Zellatmung.

Große Bedeutung haben jene alkylierenden Substanzen gewonnen, welche nach einem besonderen Prinzip, dem sogenannten Transport-Wirkstoffsystem, auf die Krebszelle einwirken. Sie werden auch als Prohemmstoffe bezeichnet.

Die inaktive Transportform ermöglicht den Antransport des Zytostatikums, das erst im Organismus in seine Wirkform übergeführt wird. Ein überzeugendes Beispiel für diesen Wirkungsmechanismus stellt eine synthetische, oestrogen wirksame Substanz, das Stilboestrol-diphosphat (Honvan) dar, welches durch die saure Phosphatase des Prostatakarzinoms in seine Wirkform Stilboestrol übergeführt wird und dadurch eine spezifische Wirkung auf das Prostatakarzinom ausübt.

1) Lostderivate

Stickstofflost (Nitrogen-Mustard, Senfgas, HN_2) wurde während des 1. Weltkrieges als Kampfgas (Gelbkreuz, Yperit) verwendet und stellt heute das Ausgangsprodukt zahlreicher Krebsbehandlungsmittel dar. *N-Lost und S-Lostpräparate* sind heute wegen ihrer starken toxischen Wirkung auf Knochenmark, Lymphgewebe und Retikuloendothel nur mehr selten im Gebrauch.

Präparate: Dichloren (Ciba)
Embichin (UdSSR)
Mustargen (Merk)
Mustine-HCl (Boots Pure Drug Co., England)
Stickstofflost (Ebewe)

Dosierung: Als Maximaldosis pro Injektion 0,4 mg N-Lost pro kg Körpergewicht. Die Dosierung kann auch langsam ansteigend, beginnend mit 0,1 mg pro kg Körpergewicht, erfolgen. Empfehlenswert ist die Durchführung einer Infusion mit ca. 250 ml physiologischer Kochsalzlösung bei gleichzeitiger Gabe von Barbituraten. Die Lösung der meist in Trockenampullen gelieferten Präparate muß jedesmal frisch zubereitet werden. Die Totaldosis beträgt 30—40 mg.

N-Oxyd-Lostverbindungen haben eine wesentlich geringere toxische Wirkung, ungefähr eine Zehntel des N-Lost, und eine wesentlich größere therapeutische Breite. Ihre bessere Verträglichkeit ist auf das Vorliegen des eben angeführten Transportwirkstoffprinzipes zurückzuführen, bei welchem das N-Oxyd-Lost die relativ ungiftige Transportform darstellt, die erst im Organismus in die entsprechend giftige Wirkform (N-Lost) übergeführt wird.

Präparate: Mitomen (Asta),
Nitromin (Takeda, Japan) sind N-Oxyde des Methyl-Lost.

Dosierung: Täglich 20 mg bis maximal 100 mg langsam intravenös in 20—40 ml physiologischer Kochsalzlösung oder Laevulose.
Die Gesamtdosis beträgt ca. 1000 mg.
Die Fortsetzung der Kur in 4—6wöchentlichen Intervallen erfolgt in Abhängigkeit von dem Blutstatus.

Die intraperitoneale, intrapleurale und intratumorale Applikation erfolgt mit einer Konzentration von maximal 0,25%. Die Präparate müssen nach frischer Zubereitung der Lösung rasch verwendet werden. Toxische Nebenerscheinungen sollen bei Frauen häufiger zu beobachten sein. Bei unvorsichtigem Hantieren mit der Lösung kann ihre ätzende Wirkung zu Hornhautschäden führen. Eine Kontraindikation stellen akute Leukämien dar.

Durch die Herstellung eines *hexazyklischen Phosphamidesters* wurde das bereits beim N-Oxyd-Lost nachgewiesene Transport-Wirkformprinzip wesentlich verbessert. Es ist anzunehmen, daß die Überführung in die Wirkform nicht schon im zellfreien Medium, sondern vorwiegend im Tumorgewebe erfolgt. Dies würde die relativ große therapeutische Breite und relativ gute örtliche und allgemeine Verträglichkeit erklären.

Präparate: Endoxan (Asta)
Cytoxan (Mead Johnson & Comp., USA)
Sendoxan (Pharmacia, Schweden)

Dosierung: Die Behandlung wird anfangs zweckmäßig als Stoßtherapie durchgeführt. 400 mg intravenös als Infusion mit physiologischer Kochsalzlösung oder Periston. Diese hohen Einzeldosen werden nur einige Tage bis zum Erreichen von ca. 2000—4000 mg gegeben, sie sind mit kleineren Dosen von 100—200 mg zuerst täglich, später zweimal wöchentlich und dann einmal wöchentlich fortzusetzen. Die Dauertherapie kann auch mit 2 Dragees (100 mg) abends durchgeführt werden.

Bei primär ambulanter Behandlung werden Tageseinzeldosen von 100—200 mg ebenfalls als ausreichend angesehen.

Wird Endoxan in Laevulose gelöst, so ist die Injektion sofort durchzuführen. Bei Verwendung von anderen Lösungsmitteln empfiehlt es sich, die Injektion innerhalb der ersten 3 Stunden nach Herstellung der Lösung vorzunehmen.

Nur bei hoher, an die Grenzen der Toleranz gehender Dosierung ist ein befriedigendes Ergebnis zu erwarten. Die Depression der Leukozyten, welche auf Werte von 2000 und weniger absinken können, stellt ein geeignetes Kriterium für die richtige Dosierung dar. Bei ambulanter Behandlung ist nach Absinken der Leukozyten auf Werte von unter 3000 eine kurze Unterbrechung der Therapie empfehlenswert.

Die Gesamtdosen von Endoxan betragen 13 000—20 000 mg. Bei intrapleuraler und intraperitonealer Applikation werden bis zu 1000 mg in einer Sitzung verabfolgt.

Neben Übelkeit und Erbrechen, die durch Gabe von Periston-N, Antiemetika und entsprechender Allgemeinbehandlung leicht beherrscht werden können, ist Haarausfall eine der häufiger auftretenden Spätfolgeerscheinungen. Blasenreizungen in Form einer hämorrhagisch-nekrotisierenden Zystitis sind äußerst selten.

Endoxan wird bei den unter 1—8 angeführten Malignomen als besonders wirksam angesehen. Die mitgeteilten Behandlungsergebnisse berichten zum Teil von einem erstaunlich hohen Prozentsatz objektiver Besserungen, die allerdings eigene Behandlungsergebnisse nicht erreichen.

1. Lymphogranulom	5. chron. Leukämie
2. Retikulosarkome	6. Mamma-Karzinome
3. Lymphosarkom	7. Bronchial-Karzinome
4. Plasmozytom	8. Ovarial-Karzinome

Mitarson (Asta) ist ein ringoffener Phosphamidester des N-Lost. Es wird vielfach zur Fortsetzung der Endoxanbehandlung herangezogen.

Dosierung: Nur peroral (2—6 Kapseln = 200—600 mg) täglich.
Als Dauertherapie 2—3 Kapseln täglich.

Der Vollständigkeit halber werden noch weitere N-Lostderivate angeführt:

Degranol-BCM (N-Lost Manit-Komplex, Ungarn)

Dosierung: 10 mal 50—100 mg intravenös in physiologischer Kochsalzlösung. Die Injektion erfolgt jeden 2. Tag. Ab einer Gesamtdosis von ca. 400—600 mg treten Nebenerscheinungen mit Übelkeit und Erbrechen auf.

Als Anwendungsgebiet werden akute Leukosen, Sarkome und das Lymphogranulom angeführt.

Leukeran (Chlorambucil)
[p-(Di-2-chloräthylamino) phenylbuttersäure, Burroughs Wellcome Comp., England]

Dosierung: peroral in dünndarmlöslichen Tabletten 0,1 bis 0,2 mg pro kg Körpergewicht, das heißt ca. 6—12 mg täglich. Dauerdosis 2—4 mg. Die Gesamtdosis beträgt meist 300—400 mg. Die Tagesdosis wird am besten morgens nüchtern auf einmal gegeben. Die Wirkung des Präparates kumuliert und tritt erst nach ca. 3 Wochen in Erscheinung. Als Nebenerscheinung finden sich häufig Oberbauchbeschwerden. Leukeran wird vor allem zur Behandlung der chronischen Lymphadenose, sowie des Lymphosarkoms und des Morbus Waldenström herangezogen. Weitere Indikationen stellen das Retikulosarkom und das Ovarialkarzinom dar.

Sarkolysin
[(Bis-chloräthyl-aminophenyl-alaninhydrochlorid) Sojuschimexport, UdSSR]

Dosierung: Die Einzeldosis beträgt 40—50 mg. Die intravenöse Applikation erfolgt in Form einer 0,25%igen physiologischen Kochsalzlösung. Die Injektionen werden in 8 tägigen Intervallen bis zu einer Gesamtdosis von 200—250 mg durchgeführt.
Peroral 2 — 5 Tabletten pro Woche (0,02 g — 0,1 g), insgesamt 15 — 25 Tabletten in 3 — 5 Wochen bei ca. 60 kg Gewicht.

Behandlungserfolge wurden beim metastasierenden Seminom, Ewing Tumoren, Retikulosarkom, primären Tumoren der Leber und Gallenwege sowie bei Ovarialtumoren und Morbus Waldenström gesehen.

Dopan
(Methyl-bis-chloräthyl-aminouracil, UdSSR) entspricht in seiner Wirkung ungefähr den Chloräthylaminen.

Dosierung: Peroral anfangs alle 4 — 5 Tage 10 — 15 mg einmal täglich, später nicht mehr als 10 mg pro Dosis. Die Gesamtdosis pro Kur beträgt 50 — 80 mg. Es können stärkere Nebenerscheinungen, wie Erbrechen, auftreten. Die Hauptindikation stellt die chronische Myelose dar. Das Lymphogranulom mit Lymphknotentumoren reagiert gut, mediastinale und pulmonale Formen schlecht.

2) Sulfonate

Myleran
(Busulphan) [1. 4. — Bis-methylsulfonyl-oxy-butan, Burroughs Wellcome Comp., England]

Sulfabutin
(Sanabo, Österreich)

Dosierung: Die Durchschnittsdosis beträgt 0,06 mg pro kg Körpergewicht, das heißt ca. 2—8 mg täglich. Die sogenannte Erhaltungsdosis, besonders zwischen 2 Kuren, schwankt zwischen 0,5—3 mg pro Tag. Ein Absinken der Leukozyten auf Werte von unter 10 000 soll vermieden werden.

Moeschlin begnügt sich mit einer Senkung der Leukozytenzahl auf 20 000 pro mm³.

Myleran erwies sich infolge seiner fast selektiven Wirkung auf die Granulopoese bei der Behandlung chronisch reifzelliger Myelosen als besonders wirksam. Der Wirkungseintritt erfolgt zum gleichen Zeitpunkt wie beim Leukeran, das heißt ca. 2—3 Wochen nach Beginn der Medikation.

Alkeran
(Melphalan, Präparat CB 3025) [p-Di (2-chloräthyl)-amino-L-phenylalanin, Burroughs Wellcome Comp., England]

Dosierung: Bei oraler Verabreichung 2—35 mg pro Tag bis zu einer Gesamtmenge von 150—200 mg. Ab 100 mg soll die tägliche Einzeldosis 10 mg nicht überschreiten. Für die Durchführung einer Erhaltungstherapie werden 2—4 mg pro Tag angegeben.
Bei intravenöser Verabreichung werden Einzeldosen von 1 mg pro kg Körpergewicht verwendet.

Nebenerscheinungen:
Depression der neutrophilen Leukozyten und der Thrombozyten.

Indikationen:
Maligne Melanome, multiple Myelome, metastasierende Seminome, Retikulumzellsarkome und Kaposi-Sarkom.

3) Äthylenimingruppe

Die Verbindung des Äthylenimin $HN{\langle}^{CH_2}_{CH_2}$ mit zyklischen Substanzen erhöht den zytostatischen Effekt dieser Zellgifte. Sie wurden in der Industrie als Textilveredlungsmittel zur Hydrophobierung der synthetischen Fasern verwendet.

a) ÄTHYLENMELAMINE

TEM (Triäthylenmelamin), Höchst (2, 4, 6,-Triäthylenimino-1, 3, 5, -triazin)

Dosierung: 2 bis 4 Tage je 2,5 mg (eine halbe Tablette), morgens 1 Stunde vor dem Frühstück mit 0,5 bis 1 g Natriumbicarbonicum. Die Gesamtdosis pro Woche beträgt ca. 10 mg. Die Gesamtdosis einer Kur 20 bis 40 mg. Für die Dauertherapie werden 2,5 mg pro Woche oder 5—10 mg alle 2—3 Wochen empfohlen. Intrapleural werden 5 bis 10 mg verabfolgt.

Die Knochenmarkschädigungen treten erst nach Wochen auf, weshalb bei Durchführung der Behandlung nach der ersten Behandlungswoche eine Pause von ca. 3 Wochen empfohlen wird. Besondere Vorsicht ist bei der Behandlung von Lymphosarkomen geboten. Innerhalb der ersten Kur sollen nicht mehr als 5 mg gegeben werden. Da die Lymphosarkomzellen manchmal besonders empfindlich sind, kommt es dann zu einem raschen Zerfall derselben mit raschem Anstieg des Blutharnsäurespiegels. In diesem Falle ist rasche Alkalisierung und Flüssigkeitszufuhr erforderlich.

Das an der Luft leicht zersetzliche Präparat soll rasch verwendet werden. Auch längere Lagerung des Präparates ist unzweckmäßig.

Hauptanwendungsgebiete sind Hämoblastosen, insbesondere lymphatische Leukämien, Lymphosarkomatose und Lymphogranulomatose.

Nebenerscheinungen:

> Erbrechen, Übelkeit, Makulo-papulöses Exanthem, Granulozytopenien und Panmyelopathien, vermehrte Harnsäureausscheidungen, Azoospermie und Amenorrhoe.

Cealysin
(Trimethylolmelamin, Köhler)

Es besitzt zytostatische und antibakterielle Wirkung, welche sich auf die Krebszelle in Form von Mitosestörungen und Beeinflussung des Ruhekernes mit Zunahme der Pyknosen auswirkt.

Dosierung: 1—2 mal täglich 0,3 mg Wirksubstanz intravenös oder noch besser jeden 2. Tag als Dauertropf mit 1,8 mg Wirksubstanz. Peroral in magensaftresistenten Kapseln mit 0,3 mg Wirksubstanz 3 mal 1 Kapsel täglich oder als Suppositorium zur Dauermedikation. Schwerere Störungen der Granulopoese und Haarausfall wurden nicht beobachtet.

a) ÄTHYLENPHOSPHORAMIDE

Thio-Tepa (Triäthylenthiophosphoramid) Cyanamid International, USA

Dosierung: 0,2 mg/kg—0,8 mg/kg. Als Gesamtdosen werden über 200 mg angegeben.

Indikationen:

> Haemoblastosen und maligne Tumoren. Z. B. Blasenkarzinome, Magen, Pankreas.

Kontraindikationen;

> Akute Leukämie.

Azetepa
(Thiadiazole Phosphoramid) Cyanamid International, USA,

stellt ein Versuchspräparat mit wesentlich höherem karzinostatischem Index wie Thio-Thepa dar.

b) ÄTHYLENIMINOCHINONE

Bayer E 39
(2,5,-bis-n-propoxy-3,6,-bis-äthylenimino-benzochinon)
Bayer E 39 solubile
(wasserlösliches Präparat)
(2,5,-bis-methoxy-äthoxy-3,6,-bis-äthylenimino-benzochinon)

Dosierung: Beginn der Behandlung mit einschleichender Dosis 5—10 mg täglich und langsam ansteigend auf 20 mg, maximal 40 mg täglich. Die Gesamtdosen schwanken zwischen 600 bis 800 mg. Bei intravenöser Applikation ist eine Verdünnung von 1 : 20 mit physiologischer Kochsalzlösung erforderlich.
Bei inoperablen Magenkarzinomen wurde E 39 solubile gelöst in Targesin 2 mal 10 mg versucht. Zur Instillation der Substanz in seröse Höhlen werden bis 100 mg in 250 ml physiologischer Kochsalzlösung oder Periston aufgelöst. Die oberflächliche Lokalbehand-

lung erfolgt mit E 39-Puder, die intratumorale Applikation mit 20 bis 40 mg je nach Ausdehnung und Größe des Tumorgeschehens in einer Verdünnung von 1 : 5.

E 39 und E 39 solubile wurden bei Tumoren verschiedenster Art mit mehr oder minder gutem Erfolg zur Anwendung gebracht.

Von größerer Bedeutung und heute fast allgemein an Stelle von E 39 in Verwendung ist das

Trenimon (Tris-äthyleniminobenzochinon, Bayer)

Es verbindet einen zumindest dreifachen zytostatischen Effekt mit einer größeren therapeutischen Breite.

Dosierung: 0,1—0,2 mg (1 Ampulle = 0,2 mg) in 20 ccm physiologischer Kochsalzlösung intravenös täglich bzw. in zweitägigen Intervallen. Die Gesamtdosis beträgt 3—5 mg. Die Fortsetzung der Behandlung erfolgt zweckmäßig peroral täglich 1—2 Kapseln à 0,5 mg, später wöchentlich 1—3 Kapseln als Dauertherapie.

Die Behandlung kann auch primär peroral mit 1—2 Kapseln täglich begonnen werden.

Intrapleural und intraperitoneal werden 0,2—0,4 mg je Applikation mit 250 ml Periston oder physiologischer Kochsalzlösung in 3—7-tägigen Intervallen verabfolgt.

Intratumoral beträgt die Dosis je nach Größe des Tumors 0,2 bis 0,3 mg bis maximal 1 mg in physiologischer Kochsalzlösung.

Die Ergebnisse der Behandlung von Hämoblastosen und malignen Tumoren ähneln jenen nach Behandlung mit Endoxan.

Plattenepithelkarzinome gelten als resistenter, obwohl auch bei differenzierten Karzinomen Erfolge beschrieben werden. Als häufige Komplikation sahen wir eine stärkere und lang anhaltende Depression der Erythropoese.

II. Antimitotisch wirkende Zellgifte

1) Colchizinderivate

Colchizin ist ein Alkaloid der Herbstzeitlose (Colchicum autumnale).

Colcemid

(Ciba) als Nebenalkaloid ist von 30mal geringerer Toxizität als Colchizin und daher therapeutisch brauchbarer.

Dosierung: Langsam ansteigend und abfallend 3—5 mg täglich entsprechen 0,01—0,1 mg pro kg Körpergewicht. Als Erhaltungsdosis täglich 1—2 mg.

Colchizin comp. Ampullen (Waldheim, Wien). Eine Ampulle entspricht 1,5 mg Colchizin mit Novocain und kann intravenös verabfolgt werden.

Zur Lokalbehandlung dient Colzemidsäure (1 bis 2 pro mill.) oder eine Lösung von 0,1—0,15%.

Zur Erhöhung der Strahlensensibilität bei Durchführung einer Röntgentherapie wird Colcemid 6 Stunden vor Beginn der Strahlenbehandlung intravenös verabfolgt. Bei Überdosierung tritt neben den üblichen Störungen der Granulopoese Hämaturie ein.

Ungeeignet ist Colcemid für die Behandlung chronischer Lymphadenosen. Chronische myeloische Leukämien, sowie Lymphogranulome sprechen besser an.

A-Blastomase-forte

(Manetstötter & Co. Phaherma) stellt ein Kombinationspräparat mit drei wirksamen Komponenten, nämlich Colchizinderivate, kolloidale Goldlösung und Tyhminderivate (biogene Amine), dar.

Jede der drei Fraktionen ist ein Mitosegift und greift an einer anderen Stelle hemmend auf die Zellteilung ein.

Dosierung: Eine Injektionskur besteht aus ca. 40—60 subkutanen Injektionen, beginnend mit 0,5 ml bis zum 5. Tag, dann langsam ansteigend auf 2,5 ml am 35. Tag und wieder abfallend bis zum 40. Tag. Das Präparat soll in Nylon- oder Glasspritzen verabfolgt werden. Die injektionsfertige Lösung wird kurz vor der Injektion aus 3 Ampullen (= 1 ml, = 0,5 ml, = 0,5 ml) zubereitet.

A-Blastomase hat sich in der postoperativen, chemotherapeutischen Nachbehandlung bei Hirntumoren wirksam erwiesen und kommt bei metastasierenden Blastomen des Magens, des Kehlkopfes, der Brust, des Ösophagus und der Bronchialwege zur Anwendung. A-Blastomase wirkt nicht sehr toxisch, weshalb auch der Behandlungseffekt fraglich erscheint. A-Blastomase Aerosol kann zusätzlich bei malignen Erkrankungen des Respirationstraktes verwendet werden.

Tocan-Carcinobran-Tabletten werden im Anschluß an A-Blastomase zur Dauermedikation empfohlen. Sie enthalten als zytostatisch wirksame Substanz neben Vitaminen 0,01 mg Colchizin.

2) Urethanderivate

Urethan (Carbaminsäureäthylester, Merk), 1 Ampulle = 10 ccm 20%ige Lösung. Diese Lösung wird mit der gleichen Menge physiologischer Kochsalzlösung intravenös gegeben. Bei peroraler Applikation 2 g täglich abends vor dem Schlafen. Die rektale Applikation wird wegen der schlechten Verträglichkeit bevorzugt.

Urethan wurde früher zur Behandlung der Plasmozytome und Leukämien verwendet.

3) Arsen

Arsen stellt ein mildes Zytostatikum dar, das für die Dauerbehandlung oder für die Behandlung im Bestrahlungsintervall sehr geeignet erscheint, ein echtes Mitosegift ist und im wesentlichen an der Interphase angreift. Es führt zur Blockade zahlreicher SH-haltiger Fermentsysteme des Zellstoffwechsels mit anschließender Pyknose.

Liquor Fowleri — Liquor kalii arsenicosi
DS ad virtum gutt.

Dosierung: 3 Tage 3 mal täglich 3 Tropfen nach dem Essen, 3 Tage 3mal täglich 5 Tropfen nach dem Essen und so weiter langsam ansteigend bis 3mal täglich 15 — maximal 20 Tropfen und dann wieder abfallend. Ist bei einer chronisch-myeloischen Leukämie eine Leukozytensenkung um 20.000 Zellen eingetreten, so kann auf die Erhaltungsdosis von ca. 5 bis 10 Tropfen 3mal täglich übergegangen werden.

Arsoferrin-Tektolettes (Chemosan-Union)

Dosierung: 1—12 Tabletten, ebenfalls mit aufsteigender und abfallender Dosierung.

Nebenerscheinungen: Übelkeit, Brechreiz, Diarrhoe, Arsenmelanose, Arsenhyperkeratose, seltener Neuritiden.

Antagonisten sind Glutation und Cystein. Als Antidot werden Sulfactin (Homburg) und B. A. L. (Boots Pure Drug Comp; Chemomedica) angeboten.

4) Podophyllinderivate

Extrakte aus den Wurzeln des Strauches Podophyllum emodi und Podophyllum peltatum sind seit Jahrhunderten bekannt und fanden bei den Völkerstämmen des Himalaya und in Amerika als Drastika Verwendung. Das Harzextrakt aus Podophyllum-Rhizomen, das Podophyllin, stellt ein komplexes Gemisch dar, dessen wichtigste und wirksame Komponente das Podophyllotoxin bildet. Seine Verwendung erfolgte rein äußerlich zur Behandlung von Hautkarzinomen und Condylomata acuminata.

Durch die Herstellung halbsynthetischer Abkömmlinge wurden Stoffe gewonnen, die oral und parenteral verwendbar sind und einen direkten antimitotischen Effekt auf die Tumorzelle ausüben. Der Teilungsvorgang der Zelle wird in der frühen Metaphase abgestoppt, da die Einordnung der Chromosomen in der Äquatorialebene verhindert wird.

Präparate: SP-I (Podophyllinsäurehydrazid, Sandoz)

Dosierung: SP-I dient zur intravenösen Applikation. Da der Wirkstoff in einem Alkoholgemisch gelöst ist, muß eine Verdünnung mit 10 — 20 ml physiologischer Kochsalzlösung oder 5% Glukoselösung erfolgen (1 Ampulle = 200 mg). Am günstigsten wird die initiale Stoßtherapie in Form einer Infusion mit 400 — 600 mg durchgeführt. Die Injektionsbehandlung kann aber noch 2—3mal wöchentlich mit 200 bis 400 mg erfolgen. Nach Erreichen von 1 — 2 g wird die 2 — 3tägige Gabe von maximal 400 mg (langsam intravenös 2 ccm pro Minute) eventuell in Kombination mit SP-G empfohlen. Nach HUBACHER soll die Minimaldosis insgesamt 10 g SP-I und 5 g SP-G nicht unterschreiten. Die intrapleurale und intrapulmonale Applikation erfordert eine Verdünnung von 50 — 100 ccm Lösungsmittel für 1 Ampulle unter gleichzeitigem Zusatz von Lokalanaesthetika, da sonst schmerzhafte Reaktionen eintreten.

SP-G (halbsynthetisches Podophyllum-Glykosid, Sandoz)

Es dient zur peroralen Therapie und kommt in Form von darmlöslichen Gelatinekapseln oder in Form von Tropflösung (1 ml = 32 Tropfen = 100 mg) in den Handel. 1 Kapsel entspricht 25 mg = 8 Tropfen.

Dosierung: Die optimale Dosierung von 8 — 12 Kapseln täglich wird nicht immer erreicht, da Unverträglichkeitserscheinungen insbesondere von seiten des Magen-Darmtraktes eintreten, so daß als Dauermedikation die jeweils eben tolerierte Dosis gegeben wird. Als untere Dosisgrenze werden 3mal 2 Kapseln täglich angegeben. Mit verschiedener Häufigkeit treten auch Inappetenz und Nauseaerscheinungen auf. Die Beeinträchtigung des Blutbildes ist im Vergleich mit anderen Zytostaticis eher als gering zu bezeichnen. Die gastrointestinalen Störungen, die bei der peroralen Therapie fast die Regel sind, gehen mit Verminderung der Tagesdosis rasch zurück.

Die bis jetzt mitgeteilten positiven Behandlungsergebnisse betreffen osteogene Tumoren mit Lungenmetastasen, metastasierende Mammakarzinome, pulmonale Formen der Lymphogranulomatose, Bronchialkarzinome und Pleuraendotheliome. Kein besonderer Effekt wird bei Leukämien und Haemoblastosen erwartet. Bei Anus präter stößt die Anwendung von SP-G auf Schwierigkeiten, so daß derselbe eine Gegenindikation darstellt. Grundsätzlich wird eine Langzeittherapie möglichst über 3—6 Monate empfohlen.

B) Antiwuchsstoffe (Antimetaboliten)

1) Folsäureantagonisten

Folsäure kann das Thymin in der Desoxyribonucleinsäure des Zellkernes ersetzen. Durch das Einführen einer Aminogruppe in die Pteridingruppe der Folsäure oder der Folinsäure (Citrovorumfaktor) entsteht bereits ein Antagonist, der in den Tumorzellstoffwechsel gebracht einen hemmenden Einfluß auf Zellkern und Plasma ausübt. Die Hemmwirkung erstreckt sich auf die Synthese des Thymins, aber auch des Adenins und Guanins zur nuklearen Desoxyribonucleinsäure und auf die Synthese des Adenins und Guanins zur Ribonucleinsäure des Zellplasmas.

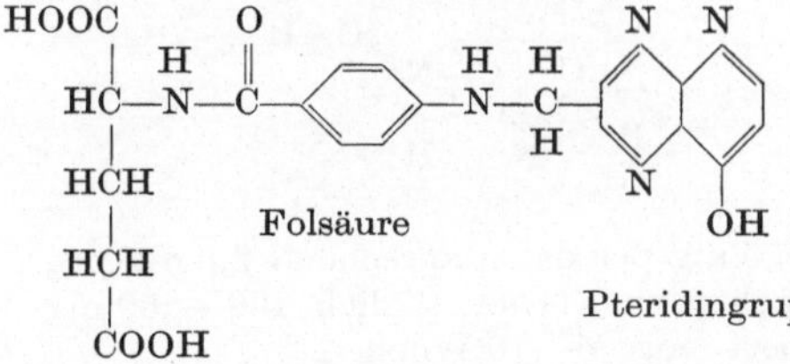

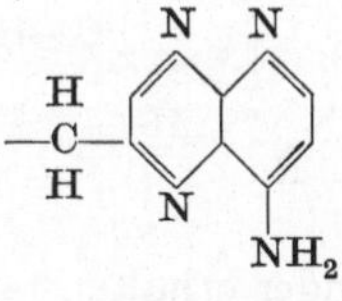

Aminopterin (4-Amino-pteroylglutaminsäure, Lederle)

Dosierung: Bei Kindern bis zu 5 Jahren 0,25—0,5 mg per os. Bei Kindern bis zu 14 Jahren 0,75—1,0 mg per os. Erwachsene erhalten 1—3 mg täglich per os.

Amethopterin, Methotrexat (4-Amino-N^{10}-methyl-pteroylglutaminsäure, Lederle)

Dosierung: Methotrexat ist weniger toxisch, deshalb liegen die Einzeldosen höher. Kinder erhalten 2,5—5 mg täglich. Erwachsene 5—10 mg täglich.

Die Gesamtdosis und Dauer einer Kur werden besser nicht fixiert, da sie in unmittelbarer Abhängigkeit von der Verträglichkeit des Präparates und dem Behandlungseffekt stehen.

Nebenerscheinungen: Sie treten relativ schnell und heftig auf. Es kann neben der üblichen Nausea und der Depression der normalen Knochenmarksfunktion zu einer eigenartigen Zungenrötung, Stomatitis ulcerosa, Durchfällen und Haarausfall kommen. Beide Präparate eignen sich zur Kombination mit anderen Zytostaticis. In Kombination mit höchsten Dosen von Glukokortikoiden werden Folsäureantagonisten vor allem bei akuten kindlichen Leukämien verwendet, außerdem werden Behandlungserfolge beim metastasierenden Chorionepitheliom und Rabdomyosarkom, vom Mammakarzinom und Seminom berichtet.

Als Antidot steht Leukovorin (Citrovorumfaktor, Lederle) zur Verfügung. Dosierung: 3—6 mg intramuskulär.

2) Purinantagonisten

Durch Substitution der NH_2-Gruppe der Adenine (6-Aminopurin) durch eine SH-Gruppe entsteht ein Antagonist gegenüber physiologischen Purinen wie Adenin, Guanin, Xanthin, Hypoxanthin, welcher den Einbau der Purine in die Nukleinsäuren und damit die Nukleinsäuresynthese hemmt und stört.

Puri-Nethol (Merkaptopurin)
(Burroughs Wellcome Comp., England)

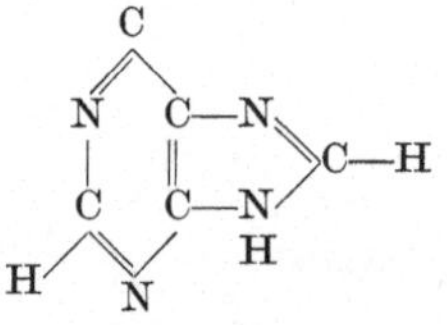

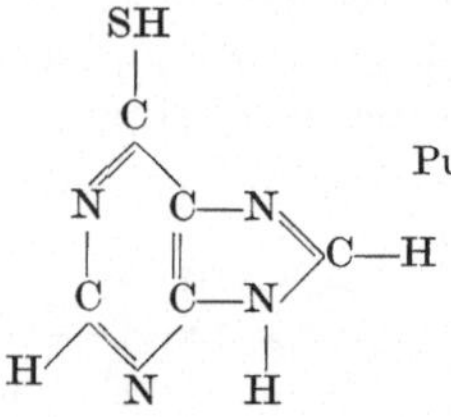

Dosierung: Kinder erhalten täglich 50—75 mg per os entsprechend 2,5 mg pro kg Körpergewicht. Bei Erwachsenen werden täglich 100—250 mg per os gegeben. Eine Kur dauert meist 5—10 Wochen.

Die Indikation zur Anwendung des Merkaptopurins ist die gleiche wie für die Anwendung eines Folsäureantagonisten, wobei auch Merkaptopurin nur mit höchsten Dosen von Glukokortikoiden verwendet wird. In erster Linie werden alle Formen einer akuten Leukämie behandelt.

Kinder weisen eine geringere Empfindlichkeit auf als Erwachsene.

Bei längerer Anwendung des Merkaptopurins wie überhaupt der Antimetaboliten tritt eine Gewöhnung ein, welche einen Wechsel des Zytostatikums erfordert. Einer der Mechanismen, der z.B. zur Resistenz gegen Merkaptopurin führt, besteht darin, daß Tumorzellen, welche Merkaptopurin enzymatisch in das entsprechende Ribodit verwandeln, absterben. Andere Tumorzellen, welche dieses

Enzym nicht in genügendem Ausmaß zu Verfügung haben, setzen freie Purine weiter um und überleben somit. Durch Selektion entsteht ein Merkaptopurin resistenter Tumor bzw. Leukämiestamm (C. G. SCHMIDT).

3) Glutaminsäureantagonisten

Das einzige Präparat, welches eine praktische Bedeutung besitzt und erst in letzter Zeit auf breiter Basis zur Anwendung kommt, stellt einen Wirkstoff pflanzlicher Herkunft dar, der teilweise synthetisiert werden konnte.

Velbe (Vinblastinsulfat, Lilly & Co., USA)

Es handelt sich um ein Alkaloid aus Vinca rosea, einer Immergrünpflanze aus Jamaika, deren chemische Struktur noch nicht ausreichend geklärt ist und deren antimetabolische Wirkung mit einem Verbrauch zellulärer Glutaminsäuren verbunden sein soll. Die Störung der Zellteilung erfolgt in der Metaphase. Die morphologischen Alterationen derartig blockierter Mitosen bestehen in Schrumpfformen und Degenerationsformen.

Dosierung: Mit einer Verdünnung von 1:1 mit Aqua dest. oder physiologischer Kochsalzlösung erfolgt die streng intravenöse Applikation in wöchentlichen Intervallen mit aufsteigender Dosierung, beginnend mit 0,1 mg pro kg Körpergewicht.

Das Verhalten der Leukozytenwerte, die in regelmäßigen Abständen — zumindest vor Durchführung einer neuen Injektion — zu ermitteln sind, gilt als Maßstab für die weitere Dosierung. Eine Dauertherapie wird üblicherweise mit 0,1 mg pro Woche erfolgen. Es soll jedoch die Dauertherapie noch unter jener Dosis liegen, bei welcher die Leukozyten auf 3000 pro mm³ abgesunken sind. Zu Beginn der Behandlung sollten die Leukozytenwerte wenigstens 4000 pro mm³ betragen. Sinken sie auf unter 3000 ab, so wird eine entsprechende Erholungspause bis zum neuerlichen Anstieg auf 4000 empfohlen. Bei primärer Leukopenie oder nach einer intensiven Vorbehandlung mit anderen Zytostaticis liegt die Initialdosis bei 0,05 mg pro kg.

Überdosierung führt zu Agranulocytosen, gastrointestinalen Komplikationen und Neuritiden. Die sonst üblichen Nebenerscheinungen wie Haarausfall, Übelkeit, Erbrechen, Durstgefühl, Müdigkeit usw. treten in den Hintergrund und sind leicht reversibel. Eine paravenöse Injektion führt zu stärkeren lokalen Reizerscheinungen bis zur Nekrose.

Auf Grund der bisher erworbenen klinischen Erfahrungen ergeben sich folgende Indikationen: in erster Linie Lymphogranulomatose, insbesondere fortgeschrittene, therapieresistente Formen, dann Chorionepitheliome, chronische Myelosen, insbesondere bei Patienten mit Thrombopenie, sowie therapierefraktäre Mammakarzinome. Bei anderen Blastomen, z.B. des weiblichen Genitaltraktes, der Blase, der Prostata, bei Seminomen oder Sarkomen, ist die Anwendung von Vinblastin erst dann empfehlenswert, wenn bereits mit anderen Zytostaticis nachweisliche Mißerfolge erzielt wurden.

4) Pyrimidinantagonisten

Es handelt sich um Analoge der in der Nukleinsäure enthaltenen Pyrimidinbasen Urazil, Cytosin und Thymin. Ihr Einfluß auf Wachstum und Zellteilung erfolgt auf Grund gleicher Mechanismen wie bei den Purinantagonisten.

5-Fluorurazil (5 FU, Hoffmann la Roche)

Urazil   5-Fluorurazil

Die wesentliche Wirkung des 5-FU beruht auf einer Verhinderung der Methylierung bei der Thyminbildung, wodurch es in weiterer Folge zu einer Hemmung der Desoxyribonukleinsäuresynthese kommt.

Dosierung: Zu bevorzugen ist die Infusionsbehandlung mit 15 mg pro kg Körpergewicht durch **5** Tage.

BRULE und BEGON verwenden je nach Zustandsbild und Gewicht des Patienten drei Standartdosierungen, 0,5—0,75—1,0 g, in 250—500 ml isotoner Lösung, wobei 0,25 g 5-FU in mindestens 125 ml Lösung nicht unter einer Stunde infundiert werden dürfen (Tropfinfusion). Nach den ersten 5 Behandlungstagen sind mindestens 48 Stunden Beobachtungszeit erforderlich. Die Fortsetzung der Behandlung erfolgt mit reduzierten Dosen bis zum Auftreten der ersten Unverträglichkeitserscheinungen, die in Form von Nausea, Gingivitis, Stomatitis und gastrointestinalen Störungen auftreten. Die Gesamtdosen werden mit 6—30 g angegeben.

Plötzliche Granulozytopenien und Thrombopenien wurden bei zytostatisch vorbehandelten oder schon vorbestrahlten Patienten gesehen. Trotzdem wird von der kombinierten Behandlung mit Orthovolttherapie und Telekobalttherapie eine Verbesserung der Behandlungsergebnisse erwartet.

Karzinome des Magen-Darmtraktes, Mammakarzinome und Bronchialkarzinome werden als besondere Indikationen angeführt.

Die anderen bisher erprobten Substanzen haben lediglich theoretisches Interesse, da sie infolge ihrer stark toxischen Wirkung auf breiter Basis keine Verwendung finden können. Der Vollständigkeit halber seien einige dieser chemischen Substanzen angeführt:

2-Thiouracil, 6-Azouracil, 5-Bromuracil, 6-Azauridin. Auch das Versuchspräparat DG 428 Bayer wird nicht mehr verwendet.

C) ONKOLYTISCHE ANTIBIOTIKA

1) *Aktinomyzine*

Von den antibiotischen Heilmitteln, welche eine antitumorale Wirkung enthalten, haben die aus verschiedenen Streptomyceskulturen gewonnenen Aktinomyzine größere Bedeutung gewonnen. Bisher sind 18 Aktinomyzine bekannt geworden, von welchen das Aktinomyzin C aus Streptomyces chrysomallus therapeutisch zur Anwendung kommt. Aktinomyzin soll die Konzentration von Ribonukleinsäure (RNS) und Protein in Tumorzellen vermindern. Die Hemmung der Ribonukleinsäure stellt die Folgeerscheinung einer Komplexbildung zwischen der Desoxyribonukleinsäure (DNS) und Aktinomyzin dar. Es erweist sich daher auch nur der DNS abhängige nukleonäre Anteil der RNS Synthese als gehemmt.

Sanamycin (Aktinomycin C, Bayer)

Dosierung: 100 Gamma täglich intravenös bis auf maximal 400 Gamma täglich ansteigend. Normal werden 200 Gamma täglich bis zum Erreichen von 1000 bis 1200 Gamma verabfolgt.

Als Vorteil der Sanamyzintherapie wird die geringe Beeinflussung des Blutbildes angesehen.

Andere Nebenerscheinungen, wie Haarausfall, gastrointestinale und neurogene Störungen, werden verzeichnet.

Günstige Behandlungsergebnisse sind beim Lymphogranulom zu erwarten. Auch von strahlenrefraktären und schweren generalisierten Fällen von Lymphogranulomatose, bei welchen objektive Remissionen nicht mehr zu erzielen sind, werden zumindest subjektive Palliativerfolge berichtet. Bemerkenswert ist die günstige Beeinflussung von Wilms Tumoren, bei denen die Kombination von Aktinomyzintherapie mit Röntgentherapie das Mittel der Wahl darstellt. Von chronischen Lymphadenosen und Retothelsarkomatosen, metastasierenden Hypernephromen und Rabdomyosarkomen liegen ebenfalls erfolgversprechende Behandlungsergebnisse vor. Aktinomyzin verursacht einen radiosensibilisierenden Effekt. Als Beweis wird das Aufflammen einer neuerlichen Radiodermatitis in einem alten Bestrahlungsfeld unter alleiniger Aktinomyzintherapie angesehen.

2) Mitomyzine

Mitomycin C aus Streptomyces caespitosus (Immuno, Heidelberg; Thyowa, Japan)
Sarcomycin aus Streptomyces erythrochromogenese (Japan)

Die karzinostatischen Eigenschaften der Mitomyzine beruhen auf einer irreversiblen Beeinflussung des Abbaues der DNS im Tumorgewebe. Sarcomycin stellt ein onkolytisches Antibiotikum dar, bei welchem die antibakterielle Wirkung der Ausgangssubstanz verloren ging. Der Einfluß auf die Tumorzelle äußert sich in der Verminderung der Mitoserate und Kernschädigung. Der Wirkungsmechanismus ist noch unzureichend geklärt. Hinsichtlich ihres Anwendungsgebietes und Effektes sind die Mitomyzine den Aktinomyzinen ähnlich.

Dosierung: 2 mg in 10—20 ml physiologischer Kochsalzlösung oder Glukose. Die Zubereitung der Lösung erfolgt in einem Wasserbad von 60 Grad. Als Gesamtdosis werden 40—60 mg angegeben.

Mitomycin C soll bei chronischen Myelosen und besonders bei akuten Leukosen in Kombination mit 6-Merkaptopurin und Glukokortikoiden gute therapeutische Resultate erzielen. Mesenchymale Neoplasmen, wie das Rabdomyosarkom oder das osteogene Sarkom, sprechen auf die erste Therapie vielfach gut an. Die folgenden Therapieserien sind bereits weniger wirksam. Es entwickelt sich schließlich eine vollständige Resistenz der Tumorzelle gegenüber dem onkolytischen Antibiotikum.

Auf breiter Basis haben bis jetzt weder Mitomycin C noch Sarcomycin Eingang in die Klinik gefunden.

Die im folgenden der Vollständigkeit halber angeführten onkolytischen Antibiotika haben keine wesentliche praktische Bedeutung, da sie teilweise im Versuchsstadium stehen, teils ihre hohe Toxizität und geringe therapeutische Breite eine klinische Anwendung verhindern:

Streptovitacin A, Puromycin, Streptonigrin, Psicofuramin, Cordycepin, Porfiromycin, Fumigalin, Azaserin und DON, Aktinogan, Olivomycin und ein neuer Purinantagonist Hadacytin.

Über ein neues angebliches Krebsheilmittel pflanzlicher Herkunft, das *Bamfolin*, welches in Japan aus Bambussprößlingen gewonnen wird, liegen keine ausreichenden Unterlagen vor. Die an 4 damit behandelten Patienten gewonnenen Eindrücke sprechen gegen eine besondere und außergewöhnliche Wirkung dieses Präparates.

Die Anwendung *apathogener anaerober Sporenbildner*, deren Wachstumsmilieu in besonderem Maße in der Tumorzelle gegeben ist, weist einen ganz neuen und besonders bemerkenswerten Weg in der Krebsbehandlung. Diese von MÖSE entwickelte Methode befindet sich noch im klinischen Versuchsstadium und gibt nach den bisher erzielten Ergebnissen zu berechtigten Hoffnungen Anlaß. Das Krebsgewebe wird durch die Sporen zentral nekrotisch und verflüssigt. Die Schwierigkeiten bestehen vor allem in der Erfassung der Randgebiete sowie in der Beherrschung der durch den massiven Tumorzerfall eintretenden Allgemeinreaktionen der Patienten.

Ein neues Präparat *Natulan* (Hofmann la Roche) verdient im Hinblick auf die von WAGNER u.a. bisher erzielten Behandlungsergebnisse besondere Beachtung. *Natulan* ist chemisch ein Methylhydrazinderivat, das in zytologischer Untersuchung eine Mitosehemmung unter Verlängerung der Interphase verursacht und klinisch fast selektiv bei Lymphogranulomen und Retikulosarkomen in einem hohen Prozentsatz auffallende Tumorregressionen und bei entsprechender Dosierung klinische Vollremissionen bewirkt. Die mittlere Remissionsdauer liegt bei 3 bis 5 Monaten, kann jedoch vereinzelt länger dauern. Es scheint keine Kreuzresistenz mit Velbe, Endoxan und Röntgen zu bestehen. Auch in terminalen Fällen ist immer noch eine Wirkung zu erwarten.

Die Behandlung wird meist mit einer täglichen Dosis von 250 mg i. v. eingeleitet. Bei schlechter Verträglichkeit sind eine einschleichende Dosierung und die gleichzeitige Verabreichung von Vitamin B_6 oder eines Antiemetikums vorteilhaft. Die nötige Gesamtdosis liegt zwischen 6,0 und 10,0 g, doch sind gute Erfolge auch schon ab 2,0 g Gesamtdosis zu verzeichnen. Für die Dauerbehandlung stehen Kapseln mit 50,0 mg Natulan (täglich 1 Kapsel) zur Verfügung.

Die lokale Verträglichkeit ist ausgezeichnet. Allgemeine Reaktionen sind besonders am Beginn der Behandlung zu erwarten (Nausea und Erbrechen). Sie bessern sich meist bei Fortführung der Behandlung. Unter den unerwünschten Nebenwirkungen dominieren in der Reihenfolge ihrer Häufigkeit Leukopenien, Thrombozytopenien und Anämien. Bei vorbestehender Knochenmarksschwäche können schon bei geringeren Gesamtdosen Zytopenien auftreten, doch sind nach Absetzen des Präparates die Nebenwirkungen rasch reversibel. Andere Nebenwirkungen, wie leichte Hämolysesteigerung, psychische Alterationen, neurologische Ausfälle, sowie Haut- und Schleimhautveränderungen sind seltener anzutreffen.

Die Kontrolluntersuchungen müssen sich auf Leukozyten, Thrombozyten und Retikulozyten erstrecken.

Das Präparat befindet sich noch im Stadium klinischer Untersuchungen, so daß eine endgültige Beurteilung seiner Leistungsfähigkeit noch nicht möglich ist.

5. Die Entkoppler (Co-Faktoren)

Es handelt sich um chemische Stoffe, die die Energiespeicherung bei energieliefernden Stoffwechselvorgängen verhindern. Damit kommt es zu einer Entkoppelung der oxydativen Phosphorylierung. Diese führt zu einer verminderten Ausbeute an energiereichen Phosphatverbindungen und reduziert dadurch die synthetischen Arbeitsleistungen, die die Tumorzelle für die Zellteilung benötigt (LÜHRS).

Oxydative Phosphorylierung ist die Speicherung der bei den einzlnen Stufen der Atmungskette freiwerdenden Energie der Oxydation als chemische Energie in Form von ATP (Adenosintriphosphorsäure).

Bei einer bestehenden Resistenz gegenüber Zytostaticis, Hormonen oder ionisierender Strahlung, kann durch die Entkoppelung eine Resensibilisierung erzielt werden.

Megaphen (BAYER)
Dosierung: bis zu 400 mg täglich peroral.

Thybon, Thybon forte (Trijodthyronin-hydrochlorid, Höchst)
Dosierung: 100 bis 180 Gamma täglich peroral.

Thybon wird besonders bei hormonabhängigen Karzinomen empfohlen. Die Applikation kann bis zu basedowähnlichen Erscheinungen fortgesetzt werden. Bei Jugendlichen ist entsprechende Vorsicht am Platze. Da mit dem Auftreten einer akuten Dekompensation bei bestehender Herzinsuffizienz zu rechnen ist, können Entkoppler erst nach subtiler Herz- und Kreislaufkontrolle gegeben werden. Bei Anwendung von Entkopplern wird die Wirkung der Zytostatika verstärkt, weshalb auch mit mittleren Dosen deutliche Regressionen von Tumorrezidiven erzielt wurden. Bei Hämoblastosen wird die Anwendung von Entkopplern dann empfohlen, wenn das Zytostatikum primär versagt, die Dosis aus Gründen der Nebenerscheinungen vermindert werden muß oder eine Resistenz gegen das Zytostatikum erreicht wurde. Bei epithelialen Tumoren wird die primäre Kombination von Entkopplern mit Zytostaticis oder Strahlentherapie empfohlen.

6. *Die kombinierte zytostatische Therapie*

Für eine kombinierte Behandlung mit verschiedenen zytostatisch wirkenden Substanzen sprechen einige Gründe.

1. Die praktische Erfahrung zeigt, daß sich unter der Therapie mit einem Zytostatikum besonders typisch, z. B. bei den Antimetaboliten, eine Chemoresistenz entwickeln kann. Die einzelnen Remissionen werden von immer kürzerer Dauer, so daß ein Wechsel des Zytostatikums erfolgen muß.

Als Erklärung für dieses eigenartige Phänomen wird unter anderem beim 6-Merkaptopurin angenommen, daß alle jene Tumorzellen absterben, die enzymatisch in der Lage sind, 6-Merkaptopurin einzubauen und zu verwandeln. Jene Tumorzellen aber, die nicht genügend Enzyme besitzen und normale Purine weiter umbauen, überleben. Somit kommt es zu einer Selektion und Ausbildung eines 6-Merkaptopurin resistenten Tumors.

2. Die zellulären Angriffspunkte (Kern, Plasma) der Zytostatika sind unterschiedlich. Damit ergibt sich die Möglichkeit, eine Krebszelle von verschiedenen Seiten her zu beeinflussen. In Analogie zum plurikausalen Geschehen bei der Krebsentstehung, der Synkarzinogenese nach K. H. BAUER, wird dieses Behandlungsprinzip gleichzeitiger oder aufeinanderfolgender Anwendung von Zytostaticis, als Synkarzinokolyse bezeichnet (K. H. BAUER 1948).

3. Es ist anzunehmen, daß trotz gleicher Eigenschaften der Malignität, nämlich destruierendes Wachstum und Metastasierungsbereitschaft, Unterschiede im Stoffwechsel verschiedener Tumoren bestehen. Beispiel und Beweis dafür ist der mit dem Folsäureantagonisten Amethopterin beim Chorionepitheliom erzielbare günstige Behandlungseffekt, der mit der Aktivität der Folsäurereduktase in Zusammenhang gebracht wird.

In der Praxis wird die routinemäßige Durchführung einer kombinierten zytostatischen Therapie selten und am ehesten noch bei der Behandlung der

Hämoblastosen vorzufinden sein. So wird, z.B. bei chronischen Myelosen, zuerst Myleran angewendet, auf welches erst später, wenn es sich nicht mehr als ausreichend wirkungsvoll erweist, Cholchizin und andere Zytostatika folgen. Ein weiteres Beispiel für gleichzeitige Anwendung von zwei zytostatisch wirksamen Substanzen ist die beim Prostatakarzinom oft geübte Kombination eines Zytostatikums mit dem synthetischen, oestrogen wirksamen Hormonpräparat Honvan. Für die Behandlung maligner Tumoren epithelialer und mesenchymaler Herkunft ist die Kombination von Alkylantien und Antimetaboliten oder onkolytischer Antibiotika empfohlen, sie hat aber keineswegs allgemeine Anerkennung gefunden. Die Ursache dafür dürfte zweifellos in der erhöhten Gefahr einer toxischen Schädigung durch Kumulation und in Dosierungsschwierigkeiten zu suchen sein. Es wird auf die Berichte von K. H. BAUER verwiesen, der im Sinne der Synkarzinokolyse bei metastasierenden Mammakarzinomen durch Kombination von Urethan, Cholchizin, N-Lost, Arsen, Hormonpräparaten, gute Erfolge erzielte. Mit den jetzt zur Verfügung stehenden neueren Zytostaticis, deren Toxizität wesentlich geringer ist, müßte eine kombinierte Behandlung leichter durchzuführen und erfolgversprechend sein.

7. Die radio-chemische Krebsbehandlung

Obwohl man nach neuerer Literatur der Meinung zu sein scheint, daß die gleichzeitige Strahlenbehandlung und zytostatische Therapie zu gefährlich seien, gewinnt diese Behandlungsmethode, die dem Prinzip der Synkarzinokolyse auf einem etwas anderem Wege gerecht wird, zunehmend an Bedeutung. Sie kann auch, wie eigene Beobachtungen ausreichend zeigen, komplikationslos durchgeführt werden. Verschiedene Überlegungen lassen diese Behandlungsmethodik in besonders günstigem Licht erscheinen.

Die Strahlenbehandlung stellt eine Lokalbehandlung dar, die durch die vor allem allgemein wirksame zytostatische Therapie unterstützt wird.

Wie bei der Kombination von Entzündungsbestrahlung mit Antibioticis durch die Strahlenbehandlung erst die ödematöse und infiltrative Abschrankung des Entzündungsherdes durchbrochen und damit dem Antibiotikum der Zugang zum Herdgeschehen frei wird, so ist es gut vorstellbar, daß bei der radio-chemischen Behandlung eines malignen Tumors, beispielsweise eines Bronchialkarzinoms, durch die Bestrahlung besonders am Beginn der Behandlungsserie die peritumorösen Infiltrationen beseitigt werden, worauf dann das Zytostatikum in wirksamer Konzentration an das Herdgeschehen herangebracht werden kann.

Durch die Kombination der Strahlenbehandlung mit Zytostaticis wird die Bestrahlungsdosis vielfach herabgesetzt. Dieser Umstand ist dann von besonderer Bedeutung, wenn bei immer wieder auftretenden Rezidivtumoren der Strahlenbehandlung durch die Hauttoleranz Grenzen gesetzt sind. Durch die Kombination mit 5-Fluorurazil konnte z.B. die Strahlendosis um ein Viertel gesenkt werden. Patienten, die kombiniert mit 5-Fluorurazil und Telekobalttherapie behandelt wurden, wiesen eine dreimal längere Überlebenszeit auf als bei alleiniger Telekobalttherapie (HELSPER).

JNr. 6066 P. O. geb. 1927,
Anamnese: April 1962 Ablatio mammae sin (Histologie: zirrhöses Karzinom).
März 1964 Rezidivoperation und neuerliche Drüsenausräumung. Sowohl nach der ersten wie nach der zweiten Operation wurde die übliche Röntgennachbestrahlung durchgeführt.

Am 22. 7. 1964 erfolgte wegen ausgedehnter Knochendestruktionsherde im Beckenskelett und disseminierten Lungenmetastasen die Zuweisung zur Strahlenbehandlung. Es bestand hochgradige Dyspnoe mit Reizhusten. Starke Schmerzen im Becken und der Lumbalregion mit hochgradiger Gehbehinderung. Endoxanstoßbehandlung: (Abb. 19). Im Rahmen der Allgemeinbehandlung erhielt der Patient noch Vitamin D, Kalziumstöße, Vitamin C- und B-Komplexe in hohen Dosen, Ossopan-Tabletten, Litrison, Micoren, Tavipec und Inhalationen. Der weitere rasche Anstieg der Leukozytenwerte ermöglichte bereits am 15. 8. die Fortsetzung der Endoxanbehandlung mit täglich 100 mg per os sowie die Fortsetzung der Röntgentherapie.

Mit Abschluß der zytostatischen Stoßbehandlung und Röntgentherapie trat eine bemerkenswerte subjektive Besserung des Zustandsbildes ein, ohne daß die Lokalbefunde vorerst eine wesentliche Veränderung aufwiesen.

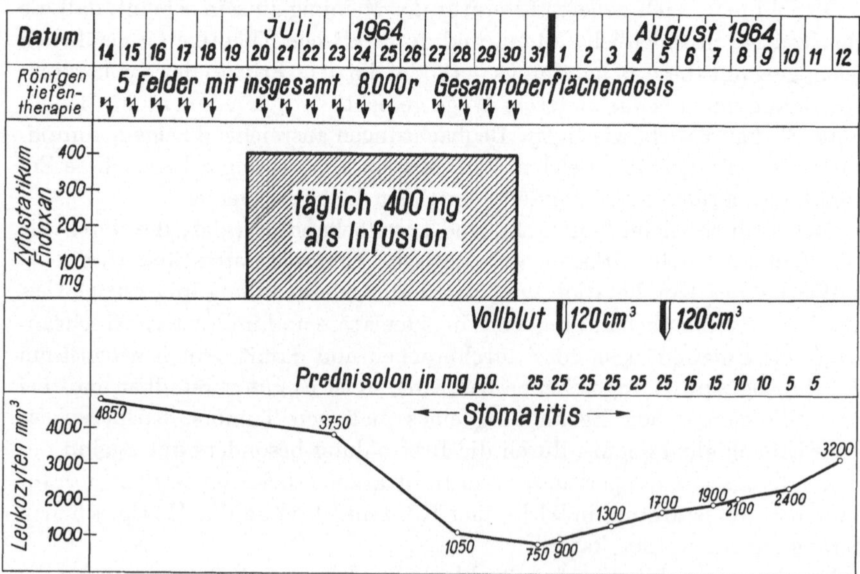

Abb. 19. Kombinationsbehandlung Endoxan/Telekobalttherapie

Einige Zytostatika führen zu einer Strahlensensibilisierung des Tumors. Aktinomyzin z.B. verstärkt die Wirkung der Röntgentherapie. Unter Aktinomyzintherapie wurde sogar beobachtet, daß Monate nach erfolgter Röntgentherapie eine Strahlendermatitis neu aufflammte. Cholchizin wird, wie bereits angeführt, 6 Stunden vor Durchführung einer Strahlenbehandlung appliziert und wirkt durch seinen Mitose hemmenden Effekt strahlensensibilisierend. Dasselbe wird auch von SP-I angenommen.

Als Beispiel sei die Kombinationsbehandlung von Endoxan mit Telekobalttherapie angeführt. Zugleich mit Beginn der Strahlenbehandlung werden täglich Infusionen mit 400 bis 600 mg Endoxan gegeben. Diese Behandlung läuft bis zu einer Gesamtdosis von mindestens 3000 bis 4000 mg. Ein etwas später einsetzender Leukozytensturz ist bedeutungslos und hat die Durchführung der Telekobalttherapie noch nie erschwert. Kleine Dosen Prednisolon, beginnend mit 25 mg per os und abfallend auf 5 mg, sowie kleine Vollbluttransfusionen mit 120 bis 150 ml führen zu einer raschen Erholung des Blutbildes. Die Fortsetzung der chemotherapeutischen Behandlung erfolgt dann mit geringeren Einzeldosen von 200 mg täglich peroral oder parenteral.

8. Die Perfusionstherapie

Die gezielte intraarterielle Verabfolgung eines Zytostatikums, und zwar auf dem Wege jener Arterie, die den Tumor versorgt, wird als Perfusionstherapie bezeichnet. Auf diesem Wege gelingt es, das Zytostatikum in hoher Konzentration direkt an den Tumor heranzubringen. Den ersten Versuchen an der Arteria femoralis und Arteria brachialis folgten mit der Vereinfachung der Kathetermethoden auch andere Organlokalisationen, wie z.B. Lebertumoren oder Lebermetastasen, Nierentumoren, welche auf dem Wege über die Arteria hepatica oder über die Arteria renalis durchströmt werden können. Die Weiterentwicklung der zytostatischen Perfusion stellt die Langzeitdurchströmung einer Gliedmasse mit Hilfe eines extrakorporalen Kreislaufes dar.

Daß diese Behandlungsmethoden nicht Routinemethoden geworden sind, liegt nicht allein an gewissen technischen Schwierigkeiten, sondern ist vor allem auch auf die Gefahr von Schädigungen zurückzuführen, die bei maximaler Konzentration des Zytostatikums auch an gesunden Geweben auftreten und zu schweren Ulzerationen und Nekrosen der Haut und Schleimhäute führen, ohne daß überzeugende Behandlungserfolge aufgewiesen werden konnten. Erschwerend wirkt auch der Umstand, daß eine selektive Tumorspeicherung nicht erzielt wird.

9. Die lokale Behandlung mit Zytostaticis

Abgesehen von der intrapleuralen und intraperitonealen Anwendung ist die lokale Behandlung mit Zytostaticis von geringem praktischen Interesse. Die intratumorale Infiltration, die meist inhomogen ist und nur bei kleinen Hauttumoren eine vollständige Zerstörung des Tumors ohne bedrohliche Nebenerscheinungen gewährleistet, ist durch die Strahlenbehandlung vollständig ersetzt worden.

Bei karzinomatösen Ergüssen, die auf die parenterale Gabe von Zytostaticis bei gleichzeitiger Strahlenbehandlung und entwässernden Maßnahmen (Dichlotride-K, Hygroton etc.) nicht ausreichend ansprechen, kann durch Instillation von Zytostaticis, welche gleichzeitig mit einer Entlastungspunktion durchgeführt wird, das Exsudat unter Verschwartung zum Verschwinden gebracht werden. Die Dosierung schwankt entsprechend der Exsudatmenge und der bereits verabfolgten Dosen und wurde bereits bei der vorangehenden Abhandlung über die einzelnen Zytostatika angeführt.

Abgesehen von den Hämoblastosen, bei denen weitgehende Richtlinien für die Durchführung einer Chemotherapie bestehen, läßt sich für die Tumoren epithelialer und mesenchymaler Herkunft kein allgemein gültiger Behandlungsvorschlag erstellen, da diese selbst bei gleichem feingeweblichen Aufbau, gleicher Lokalisation und gleichem Zytostatikum in sehr unterschiedlicher Weise reagieren. Die Tumorlokalisationen, bei welchen mit Zytostaticis günstige Behandlungsergebnisse gesehen oder erwartet werden, sind im Anschluß an die Besprechung derselben jeweils angeführt. Die geschlechtgebundenen Tumoren, Mammakarzinome, Prostatakarzinome und Schilddrüsenkarzinome machen in dieser Beziehung eine Ausnahme. Ihre antihormonelle chemotherapeutische Behandlung wird im Abschnitt Hormone abgehandelt. Auf die kombinierte zytostatische Behandlung derselben wurde bereits verwiesen.

Derzeit geübte zytostatische Behandlung der häufigsten Hämoblastosen

Akute Leukosen:
> Höchste Dosen Glukokortikoide kombiniert mit Folsäureantagonisten bei Kindern, bei Erwachsenen kombiniert mit Antipurinen.

Chronische Myelosen:
> Myleran (Sulfabutin),
> Colcemid,
> Endoxan, TEM, Thio-Tepa, Mitomycin usw. Die Anwendung von Glukokortikoiden ist kontraindiziert. In speziellen Fällen wie Milztumor mit zunehmender Vergrößerung, Abnahme der Leukozytenwerte und Resistenz gegen Zytostatika, wird eine Röntgentherapie durchgeführt.

Chronische Lymphadenosen:
 Chlorambucil (Leukeran),
 TEM,
 Trenimon, Endoxan usw.
 Alle Präparate werden mit Glukokortikoiden kombiniert.
Plasmozytome:
 Endoxan,
 Honvan (östrogen wirksames synthetisches Präparat),
 Urethan,
 evtl. Glukokortikoide.
Morbus Waldenström:
 Leukeran,
 Sarcolysin,
 Glukokortikoide.
Lymphosarkomatose:
 Endoxan,
 Trenimon,
 TEM,
 Velbe,
 Actinomycin C,
 Glukokortikoide.
Retothelsarkom:
 Gleiche Therapievorschläge wie bei der Lymphosarkomatose.
Lymphogranulomatose:
 Velbe,
 Nitrogen — mustard,
 TEM,
 Endoxan,
 Trenimon,
 Colcemid,
 Arsen
 (evtl. gleichzeitig mit kleinen Dosen Glukokortikoiden).
Im Initialstadium mit lokalen Tumoren ist die Röntgentherapie oder Telekobalttherapie das Mittel der Wahl.

Grundsätzlich ist zu bemerken, daß akute Hämoblastosen sofort einer zytostatischen Behandlung zugeführt werden, welche dann als Dauerbehandlung fortgeführt wird. Bei chronischen Myelosen und Lymphadenosen wird die zytostatische Behandlung möglichst spät begonnen und eine Intervallbehandlung angestrebt.

Die Einleitung einer zytostatischen Behandlung erfolgt normalerweise in stationärer Beobachtung, sie ist für die Durchführung einer Stoßtherapie zweifellos Voraussetzung.

Anhang: Zytostatika

Strukturformel	chemische Bezeichnung	Präparat	Hersteller
$H_3C-N\big\langle\,^{CH_2\,\cdot\,CH_2Cl}_{CH_2\,\cdot\,CH_2Cl}$ $\cdot$ HCl	Methyl-bis-(β-chloräthyl)aminhydrochlorid	Dichloren Mustargen-HCL Mustine -HCL Stickstofflost Embichin	Ciba, Deutschland Merk, USA Boots Pure Drug Co., England Ebewe, Österreich UdSSR
$H_3C-N\big\langle\,^{CH_2\,\cdot\,CH_2Cl}_{CH_2CH_2Cl}$ $\parallel O$	Bis-(β-chloräthyl)-methyloxyamin	Mitomen Nitromin	Asta, Deutschland Takeda, Japan
$Cl\cdot CH_2\cdot CH_2$, $Cl\cdot CH_2\cdot CH_2$ $N-P=O$ (NH—CH$_2$ / CH$_2$ / O—CH$_2$)	N,N-Bis-(β-chloräthyl)-N',o-propylenphosphorsäureesterdiamid	Endoxan Cytoxan Sendoxan	Asta, Deutschland Mead Johnson & Comp., USA Pharmacia, Schweden
$Cl\cdot CH_2\cdot CH_2$, $Cl\cdot CH_2\cdot CH_2$ $N-P=O$ (NH—(CH$_2$)$_3$OH / O—(CH$_2$)$_2$Cl)	N,N,O-Tris (2-chloräthyl)-N'-(3-oxypropyl)-phosphorsäureesterdiamid	Mitarson	Asta, Deutschland
$H_2C-NH\cdot CH_2\cdot CH_2Cl$ $HO-C-H$ $HO-C-H$ $H-C-OH$ $H-C-OH$ $H_2CNHCH_2CH_2Cl$	1,6-bis (β-chloräthylamino) -1,6,-desoxy-D-mannitoldihydrochlorid	Degranol (BCM) Mannmustine	Chinoin, Ungarn Leder Chemical Lot. Berghaus England

Struktur	Bezeichnung	Handelsname	Hersteller
$HOOC-(CH_2)_3-$ [phenyl] $-N(CH_2 \cdot CH_2Cl)_2$	Bis-(β-chloräthyl)-amino-phenyl-butter-säure	Leukeran (Chlorambucil)	Burroughs Wellcome, England
$HOOC-CH(NH_2)-CH_2-$ [phenyl] $-N(CH_2 \cdot CH_2Cl)_2 \cdot HCl$	Dl-p- Bis-(β-chlor-aethyl)-amino-phenyl-alanin-HCL	Sarkolysin	Sojuschimexport, UdSSR
4-Methyl-5-[bis-(β-chloräthyl)-amino]-urazil (Struktur)	4-Methyl-5-[bis-(β-chloräthyl)-amino]-urazil	Dopan	UdSSR
$H_3C-O_2S-O-(CH_2)_4-O-So_2-CH_3$	Butan-diol-1,4-bis-methansulfonsäure-ester $=$ 1,4-Dimethyl-sulfonyl-1,4-dioxy-butan	Myleran Sulfabutin Mitostan Mielucid	Burroughs Wellcome, England W. Krebs, Deutschland Stickstoffwerke Österreich Lentia, Deutschland Benzon, Dänemark Simes, Italien
Triäthylenmelamin (Struktur)	2,4,6,-Triäthylen-imino-1,3,5-triacin $=$ Triäthylenmelamin	T E M	Hoechst, Deutschland

Fortsetzung Anhang: Zytostatika

Strukturformel	chemische Bezeichnung	Präparat	Hersteller
H_2C, H_2C—N—P(=S)—N—N, CH_2, CH_2, H_2C, CH_2 (Strukturformel)	N, N', N''-Triäthylen--thiophosphoramid	Thio-TEPA	Lederle, USA
N—N, HC, C_2H_5, C, S, O=P—N, CH_2, CH_2, H_2C, CH_2 (Strukturformel)	N, N'-Diethylene-N''-ethyl-N''-(1,3,4-thiadiazol-2-yl)phosporamide = Thiadiazole Phosphoramide	AZETEPA	Cyanamid International Lederle, USA
$HO \cdot H_2C$, $HO \cdot H_2C$, N—N, N, N, CH_2OH, CH_2OH, HOH_2C, CH_2OH (Strukturformel)	2,4,6-Tris-(di-[oxy-methyl])-amino-1,3,5-triacin = Trimethylol-melamin	Cealysin	Dr. Köhler Chemie, Deutschland
O=, =O, C_3H_7O, H_7C_3O, H_2C, H_2C, N, CH_2, CH_2 (Strukturformel)	2,5,-Di-(propoxy)-3,6-bis (äthylenamino)-benzochinon(1,4) = 1,4-Diaethylenimin-2,5-dipropoxy--3,6-benzochinon	E 39	Bayer, Deutschland

Strukturformel	Chemische Bezeichnung	Handelsname	Hersteller
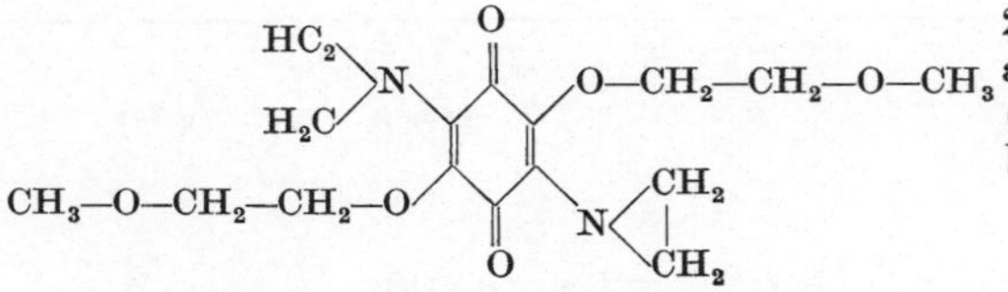 $HC_2{-}N$, H_2C, O, $O{-}CH_2{-}CH_2{-}O{-}CH_3$, $CH_3{-}O{-}CH_2{-}CH_2{-}O$, $N{<}^{CH_2}_{CH_2}$	2,5-Di-(methoxy-aethoxy)-3,6-bis-(aethylenimino)-benzochinon (1,4)	E 39 solubile	Bayer, Deutschland
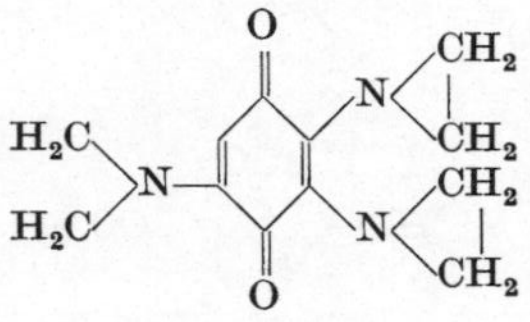 H_2C, N, CH_2, O (Triaethyleniminobenzochinon-Struktur)	Triaethylenimino-benzochinone	Trenimon (TRIS)	Bayer, Deutschland
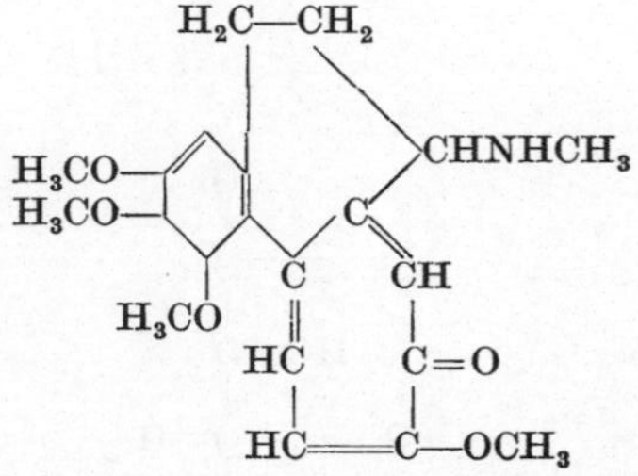 $H_2C{-}CH_2$, $H_3CO{-}$, $H_3CO{-}$, H_3CO, $CHNHCH_3$, CH, $C{=}O$, $HC{-}C{-}OCH_3$ (Colchicin-Struktur)	Desacetylmethyl-colchicin	Colcemid Colchizin comp.	Ciba, Schweiz-Deutschland Waldheim, Österreich
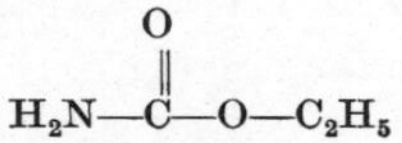 $H_2N{-}C({=}O){-}O{-}C_2H_5$	Äthylcarbonat	Urethan	Merk, USA
1 %ige $KAsO_2$-Lösung	Liquor Kalii arsenicosi	Arsoferrin-Tektolettes	Chemosan-Union, Österreich

7*

Fortsetzung Anhang: Zytostatika

Strukturformel	chemische Bezeichnung	Präparat	Hersteller
	Podophyllotoxin-β-D--benzyliden-glucosid	SPG 400	Sandoz, Schweiz
	Aethylhydrazid der Podophyllinsäure	SPI	Sandoz, Schweiz

Struktur	Name	Handelsname	Firma
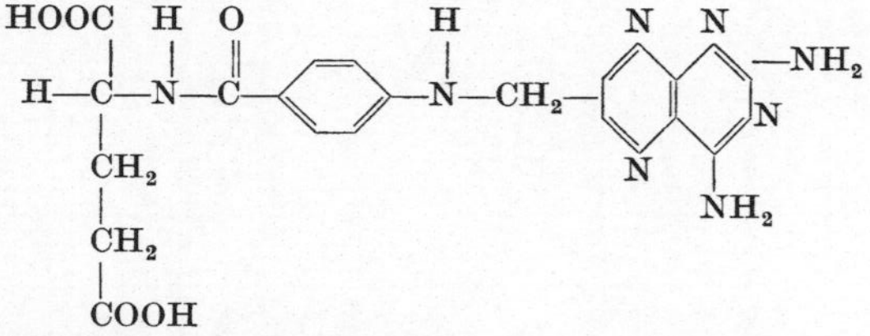 HOOC H O, H–C–N–C–...–N–CH₂–... –NH₂ / –NH₂, CH₂ CH₂ COOH (Aminopterin)	4-Aminopteroylglut-aminsäure	Aminopterin	Lederle, Deutschland
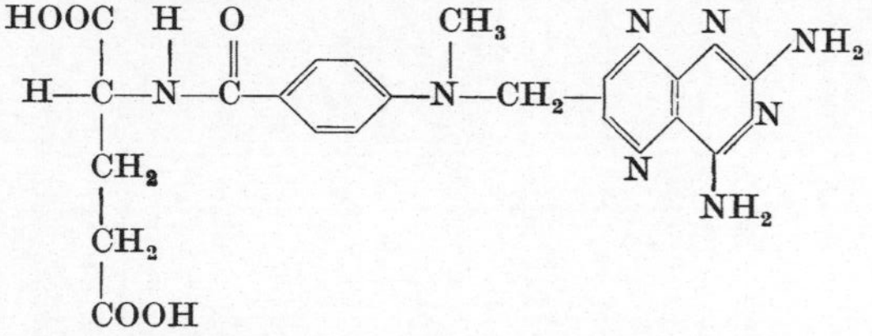 HOOC H O, CH₃, H–C–N–C–...–N–CH₂–... NH₂ / NH₂, CH₂ CH₂ COOH	4-Amino-N^{10}-methyl-pteroyl-glutaminsäure =Amethopterin	Methotrexate	Lederle, USA
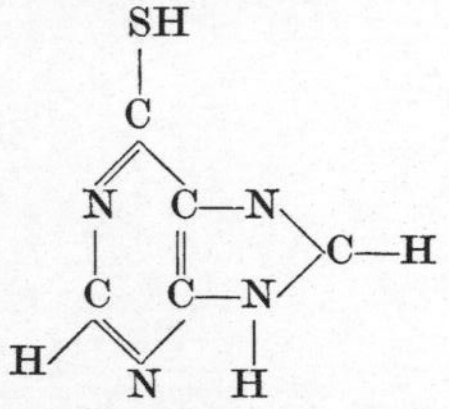 SH (6-Merkaptopurin Purinring)	6-Merkaptopurin	Puri-Nethol	Burroughs Wellcome, England W. Krebs, Deutschland
$C_{46}H_{58}O_9N_4$	Vinblastin-Sulfat	Velbe	Lilly & Co., USA Kwizda, Österreich
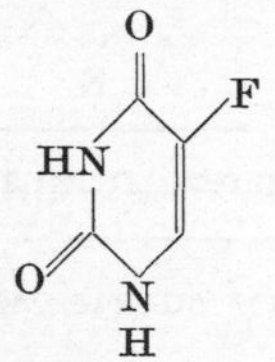 O, F, HN, O, N, H (5-Fluorurazil)	5-Fluorurazil	5-Fluoruracil	Hoffmann-La Roche, Deutschland

Fortsetzung Anhang: Zytostatika

Strukturformel	chemische Bezeichnung	Präparat	Hersteller
	Actinomycin C	Sanamycin	Bayer, Deutschland

LITERATUR

AMELUNG, D.: Fermentdiagnostik interner Erkrankungen. Stuttgart 1964

BAUER, K. H.: Das Krebsproblem. Berlin-Göttingen-Heidelberg 1963

BERNARD, J. und G. MATHÉ: La Chemothérapie des Cancers et des Leucémies. Paris 1958

DIAMOND, H. D.: Die interne Krebstherapie. Stuttgart 1960

v. EULER, H.: Chemotherapie und Prophylaxe des Krebses. Stuttgart 1962

GOTTRON, H. A. und K. J. HEMPEL: Krebsforschung und Krebsbekämpfung, Band V. München-Wien 1964

GROSS, R. und H. E. BOECK: Die Chemotherapie der Tumorleiden, Klinik der Gegenwart Band V. München-Berlin-Wien 1957

HERBERGER, W.: Behandlung und Pflege inoperabler Geschwulstkranker. Dresden und Leipzig 1960

HUXLEY, J.: Krebs in biologischer Sicht. Stuttgart 1960

KARLSON, P.: Kurzes Lehrbuch der Biochemie. Stuttgart 1964

KRETZ, J.: Krebsvorbeugung und Krebsbehandlung, Therapie und Praxis 27. Wien-Innsbruck 1958

KUEMMERLE, H. P.; A. SEM; P. RENTSCHNICK; N. GOOSSENS: Klinik und Therapie der Nebenwirkungen. Stuttgart 1960

LÜHRS, W.: Kampf dem Krebs. Sonderheft der Arbeitsgemeinschaft für Krebsbekämpfung im Lande Nordrhein-Westfalen, Sitz Bochum

MARTIUS, H. und H. HARTL: Strahlenforschung und Krebsbekämpfung, Band III. München-Berlin 1959

MEYTHALER, F.: Chemotherapeutische Probleme maligner Tumoren, 1. Kolloquium über Zytostatika in Hemer, 1958. Stuttgart 1959

MEYTHALER, F.: Chemotherapeutische Probleme maligner Tumoren, 2. Kolloquium über Zytostatika in Höchenschwand, 1960. Stuttgart 1960

MEYER-ROHN, J.: In Handbuch für Haut- und Geschlechtskrankheiten Band V, Teil B. Berlin-Göttingen-Heidelberg 1962

NEHLINGER, E. und T. ANTONIO: Krebsforschung und Krebsbekämpfung, Band IV. München-Berlin 1961

PIRMITZ, J.: Grundlagen und Praxis chemischer Tumorbehandlung. Berlin-Göttingen-Heidelberg 1954

SCHNEIDER, E.: Die Chemotherapie der Krebskrankheiten und ihre operativen Folgerungen. Vorträge aus der praktischen Chirurgie 47. Stuttgart 1956

WILMANN, H.: Chemotherapie maligner Tumoren. 2. Bielefelder Symposion. Stuttgart 1960

WILMANN, H.: Chemotherapie maligner Tumoren. 3. Bielefelder Symposion. Stuttgart 1961

III. DIE ALLGEMEINBEHANDLUNG

1. Einführung

Im Gegensatz zur Strahlenbehandlung und der Therapie mit Zytostaticis, welche eine radikale Vernichtung oder zumindest weitgehende Schädigung und Devitalisierung der Krebszelle anstreben, jedoch gleichzeitig auch gesundes Gewebe in Mitleidenschaft ziehen, umfaßt die Allgemeinbehandlung – von ZABEL u. a. auch Grundbehandlung genannt – alle vorwiegend internen, aber auch andere therapeutische Maßnahmen, welche sich mit den im Rahmen des Krebsgeschehens auftretenden und nachweisbaren Funktionsstörungen des krebskranken Organismus befassen und der Unterstützung und Mobilisierung der körpereigenen Abwehrfunktionen dienen. Infolge ihres regulativen Effektes auf die Zellfunktion und den Organstoffwechsel kann sogar von einer indirekten Beeinflussung des Krebsgeschehens gesprochen werden. Für die Durchführung ausreichender radio-chirurgischer oder zytostatischer Maßnahmen stellt die Allgemeinbehandlung eine unumgängliche Voraussetzung dar.

Die Allgemeinbehandlung entwickelt sich aus dem Bestreben, eine komplex-kausale Therapie (JANKOVSKY) zu finden, welche nicht allein die Vernichtung der Krebszelle, sondern auch die Wiederherstellung der normalen Organfunktion zur Aufgabe hat. Nachdem es bis heute noch keinen spezifischen, gegen die Krebszelle gerichteten Abwehrmechanismus gibt, stellt die Allgemeinbehandlung eine Maßnahme mit palliativem und temporärem Charakter dar (MAYTHALER u. HÄNDEL). Ihre alleinige Anwendung würde die Heilchancen der Patienten erheblich vermindern, solange noch direkt gegen das Krebsgeschehen gerichtete wirksame Maßnahmen (radio-chirurgische oder zytostatische Therapie) möglich sind.

Die wissenschaftliche Basis für die Durchführung der Allgemeinbehandlung ergibt sich vor allem aus den Ergebnissen der bio-chemischen Forschung. Ihnen zufolge nimmt K. H. BAUER an, daß sich die Besonderheiten des Krebsgeschehens nicht allein auf dem Gebiete des gewöhnlichen Stoffwechsels (Organ-, Bau- und Betriebsstoffwechsel) zu suchen sind, sondern auch auf den ihm übergeordneten Gebieten des Stoffwechsels, welchen die sogenannten Wirkstoffe (Fermente, Hormone, Vitamine) ihr charakteristisches Gepräge verleihen. Die komplexen biochemischen Vorgänge und Reaktionsabläufe, deren Zusammenhänge noch lange nicht vollständig geklärt sind, spiegeln sich in den zahlreichen Krebstheorien wider, ebenso wie sie die unterschiedlichen Behandlungsvorschläge und Methoden verständlich machen.

Einige ältere und neuere Krebstheorien

VIRCHOW	COHNHEIM	SCHLEICH
Reiztheorie	Embryonaltheorie	Befruchtungstheorie
FISCHER-WASELS	RIEKER	
Regenerationstheorie	Relationspathologische Theorie	
K. H. BAUER	FROMME	ORTHNER
Mutationstheorie	Mesenchymtheorie	Virustheorie
WARBURG	JUNG	GRAFFI
Gärungstheorie	Atmungstheorie	Virustheorie

Auf die einzelnen Theorien näher einzugehen, würde den gesetzten Rahmen überschreiten und in das Gebiet der Krebsforschung führen. Die unterschiedlichen Ansichten über die Krebsentstehung werden durch die Theorie von WARBURG in verständlicher Form überbrückt. Nach seiner Darlegung münden alle entfernten Krebsursachen in einer gemeinsamen Krebsursache, nämlich der irreversiblen Schädigung der Zellatmung, auf welche dann als zweite Phase der Krebsentstehung der Ersatz der verlorengegangenen Atmungsenergie durch Gärungsenergie und die Umwandlung der hochdifferenzierten Körperzelle in die niederdifferenzierte Krebszelle erfolgt. Nach der Theorie von JUNG kann die atmungsgeschädigte Krebszelle mit ihrer Milchsäuregärung wieder normalisiert werden. Damit wäre nicht allein ein Leitziel für die Allgemeinbehandlung gegeben, sondern auch der Weg zur direkten Krebsbekämpfung beschritten.

Für die praktische Durchführung der Allgemeinbehandlung als Routinemethode sind theoretische Überlegungen dieser Art allerdings von sekundärer Bedeutung.

Hier interessieren nur drei Probleme:

1. Ist der Organismus in der Lage, mit eigener Kraft Krebszellen zu vernichten oder ihr Wachstum hintanzuhalten?
2. Ist es möglich, diese körpereigenen Funktionen und Regulationen zu unterstützen?
3. Ist die Durchführung einer Allgemeinbehandlung überhaupt erforderlich?

Die Berichte über Spontanheilungen (WITTIG, WURM u. a.) werden zwar vielfach angezweifelt, ebenso die Mitteilungen über die spontane Rückbildung von Metastasen (FRAUCHINGER, LANGER u.a.). Trotzdem sind sie durchaus glaubhaft, insbesondere im Hinblick auf die Tatsache, daß Spätmetastasierungen und Spätrezidive oft erst 10, 20 und mehr Jahre nach Beseitigung und Behandlung des Primärtumors keine große Seltenheit sind. Die Hintanhaltung der Manifestation der Krebszellen kann in allen diesen Fällen wohl ausschließlich auf die körpereigenen Abwehrkräfte zurückgeführt werden, so daß auch die Tatsache einer spontanen Krebsrückbildung durchaus wahrscheinlich erscheint.

Wenn aber körpereigene Abwehrfunktionen vorhanden sind, so müssen sich ausreichende Behandlungsmethoden finden lassen, welche diese Abwehrfunktionen unterstützen, andererseits aber auch den durch das Krebsgeschehen sowie durch andere krebstherapeutische Maßnahmen, z.B. einer radio-chirurgischen Behandlung, hervorgerufenen Funktionsstörungen des Organismus regulativ entgegentreten. Da es sich um komplexes Geschehen mit vielen humoralen, fermentchemischen und nerval-seelischen Faktoren (HERBERGER) handelt, und über das Zusammenwirken der einzelnen Faktoren, z.B. dem Anteil des Mesenchym und der mesenchymalen Organe, des Vegetativum und hormonaler Faktoren, nur unzureichende Kenntnisse vorliegen, ist es verständlich, daß die Allgemeinbehandlung auf breitester Basis und auf unterschiedlichsten therapeutischen Maßnahmen aufgebaut ist.

Die Notwendigkeit und Bedeutung der Allgemeinbehandlung ist heute weitgehend anerkannt und wird von fast allen ernstzunehmenden Krebstherapeuten dringend empfohlen. Die bisher mittels radio-chirurgischer Therapie erzielte Krebsheilung ist gering und beträgt nach K. H. BAUER 17,9%, worin auch noch die Haut- und Genitalkarzinome, also relativ gut zu beeinflussende Krebse, enthalten sind. Die Behandlungsergebnisse inoperabler Krebspatienten mancher Organlokalisationen, wie z.B. beim Ösophagus- und Bronchialkarzinom, sind so schlecht, daß Fünfjahresüberlebenszeiten immer noch eine Seltenheit sind. So beträgt nach einer Zusammenstellung von BECKER (440 mit Hochvolttherapie behandelte Fälle der Weltliteratur) sogar die Dreijahresüberlebenszeit der Ösophaguskarzinome nur 7,9%. Damit sei nichts gegen die strahlentherapeutische oder chirurgische Behandlung gesagt, sondern nur demonstriert, mit welch schwierigem Patientengut der Krebstherapeut zu tun hat und wie notwendig jede Verbesserung der Krebstherapie ist.

Da trotz fortschreitender technischer Entwicklung und der Erzeugung hochwertiger Bestrahlungsapparaturen, trotz radikalster operativer Eingriffe, die vor allem der fortschreitenden Narkosetechnik zu verdanken sind, keine wesentlichen Verbesserungen der Behandlungsergebnisse zu verzeichnen sind und selbst unter Berücksichtigung der neuentwickelten Zytostatika nicht erwartet werden können, ist es erforderlich, neue Wege der Krebsbehandlung zu suchen und diese zu intensivieren. Wenn auch die Allgemeinbe-

handlung, abgesehen von der Hormonbehandlung, keinen direkten antiblastischen Effekt hervorruft, so vermag sie doch vor allem bei Ausnützung
der zur Verfügung stehenden Möglichkeiten auf indirektem Wege das Krebsgeschehen zu beeinflussen. Auf die Bedeutung der Allgemeinbehandlung für
die Durchführung der radio-chirurgischen und zytostatischen Therapie
wurde bereits hingewiesen.

Für die Durchführung der Allgemeinbehandlung stehen sehr unterschiedliche Methoden zur Verfügung, die sich von der internen Schulmedizin bis
zur Naturheilkunde und Homöotherapie erstrecken und zu denen physika-
lisch-therapeutische Maßnahmen ebenso wie mehr oder minder umfassende
diätetische Maßnahmen gehören.

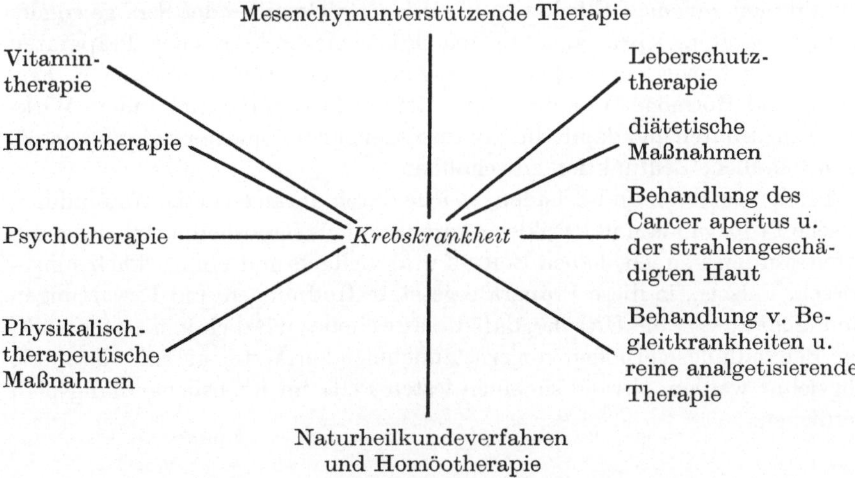

Abb. 20. Möglichkeiten der Allgemeinbehandlung

2. Die mesenchymunterstützende Therapie

Die Bedeutung des Mesenchyms für den menschlichen Organismus und
seine Abwehrfunktionen ergibt sich aus seiner Eigenschaft als Ferment und
Immunkörper erzeugendem Apparat, seinen engen Beziehungen zum Neuro-
vegetativum (FEYRTER) und seinen allgemein anerkannten Abwehrfunktionen gegenüber bakteriellen, parasitären und toxischen Schädigungen.
Nach PISCHINGER ist ein intaktes retikulo-endotheliales System (RES), zu
dem er Milz, Leber und lymphatisches System ebenfalls rechnet, die Voraussetzung für eine normale Zellfunktion.

Die von FICHERA u. a. vertretene Ansicht, daß das RES auch eine gegen das Krebsgeschehen gerichtete *spezifische* Abwehrfunktion besitzt, ist unbewiesen und wird von K. H. BAUER u. v. a. berechtigt abgelehnt. FICHERA beabsichtigte, dem Organismus antiblastomatöse Wirkstoffe in Form von Autolysaten fötaler Gewebe (Leber, Milz, Thymus, Knochenmark) zuzuführen, um auf diese Weise das gestörte onkolytische Gleichgewicht, das heißt, das Gleichgewicht zwischen antiblastischen und zellproliferativen Wirkstoffen, wieder herzustellen. Trotzdem diese biologische Theorie nicht bestätigt wurde, stellt sie dennoch einen bedeutsamen Schritt und richtungsweisenden Versuch in der Allgemeinbehandlung dar.

Nach den jetzt geltenden Ansichten handelt es sich bei der Durchführung der sogenannten biologischen Therapie um den Versuch, durch die Gabe von eiweißfreien, aus menschlichem und tierischem Gewebe oder Sera gewonnenen Präparaten, sowie auch mittels Pflanzenextrakten oder Präparaten chemischer Natur, einen allgemein stimulierenden Effekt auszuüben, Fermente und Hormone, Vitamine, ungesättigte Fettsäuren und andere Wirkstoffe zuzuführen und damit die Voraussetzungen für eine normale und damit krebsfeindliche Zellfunktion zu schaffen.

Auf die Gefahren und Schäden, welche durch unsachgemäße Anwendung, falsche Propaganda und kritiklose Anpreisung als Krebsheilmittel hervorgerufen werden können, haben SCHINZ u. a. vielfach und eindrücklich hingewiesen. Falsche, in diese Präparate gesetzte Hoffnungen und Erwartungen sind nicht zuletzt die Ursache, daß diese zweifellos nützlich und zweckmäßigen Behandlungsmethoden von ernstzunehmenden Ärzten als Scharlatanerie abgelehnt werden, obwohl sie einen festen Platz im Krebsbehandlungsplan verdienen.

A) PRÄPARATE AUS TIERISCHEN UND MENSCHLICHEN ORGANEN, GEWEBEN UND SERA

Faktor A. F. II Guarnieri

Grundsubstanz: Leber, Milz, Duodenum von Schafembryonen.

Wirkungsmechanismus: Das Präparat wurde ursprünglich in der Annahme hergestellt, daß die Milz, insbesondere die Schafmilz, antiblastische Eigenschaften aufweisen müsse, da man in der Milz nur sehr selten eine Metastasierung feststellen kann. Die eigentliche Wirkung des Präparates beruht nach GUARNIERI auf einem stimulierenden Effekt auf das RES und der Beeinflussung des beim Krebsgeschehen nachweisbaren pathologischen Sterinkörperstoffwechsels. Außerdem enthält das Präparat als wirksame Substanz Vitamin A, B und E, sowie Kofermente der proteolytischen Fermente.

Dosierung: Die Behandlung erfolgt in Form einer Kur mit aufsteigender Dosierung, beginnend mit 0,1 ccm bis 1,0 ccm täglich intramuskulär. Nach einigen Tagen Pause folgt eine 2. Kur mit gleicher Dosierung. Anschließend Erhaltungsdosen mit wöchentlich 1,0 ccm durch 6—8 Wochen. In letzter Zeit wurde auch über die parenterale Verabfolgung berichtet. Nach eigener Erfahrung bei über 200 klinisch kontrollierten Patienten mit verschiedenen Krebslokalisationen ist in den meisten Fällen mit einer günstigen Beeinflussung des Allgemeinzustandes und der subjektiven Beschwerden zu rechnen. Schädliche Nebenwirkungen oder Zeichen von Unverträglchkeit wurden nicht beobachtet.

Elpimed (Uzara)

Grundsubstanz: Eiweißfreies Extrakt aus dem Blut vorbehandelter Pferde.
Wirkungsmechanismus: Infolge ihres Gehaltes an hochungesättigten Fettsäuren erfolgt eine Aktivierung des Mesenchyms und in weiterer Folge eine bessere Nutzung des Sauerstoffes und der Sauerstoffübertragung, wie es aus dem im Blut nachweisbaren Veränderungen des Redoxpotentiales ersichtlich ist.
Dosierung: Eine Kur umfaßt ca. 20 Injektionen, welche zuerst täglich und später in zweitägigem Intervall i.m. oder s.c. gegeben werden.

Acinin (Berna)

Grundsubstanz: Amnionflüssigkeit, Hirnlipoide, Hodenkonzentrat.
Wirkungsmechanismus: Aktivierende Wirkung auf das Mesenchym infolge seines Gehaltes an oxydationssteigernden und eiweißspaltenden Histaminasen.
Dosierung: 24 bis 36 Ampullen (nach KRETZ) insgesamt, 1—3 mal wöchentlich i.m. Nach Punktion von Aszites oder Pleuraerguß wird von HERBERGER die Instillation von 10—20 ccm angegeben.

Mes-Acton (Südmedica)

Grundsubstanz: Organextrakt aus Milz, Knochenmark, Thymus und mesenchymreichen Organen gesunder junger Tiere.
Wirkungsmechanismus: Mesenchymaktivierende Wirkung in ähnlicher Weise wie beim A. F. II.
Dosierung: 1—3mal wöchentlich 1 ccm i. m. Eine Kur umfaßt bis zu 30 Injektionen. Als Dauerbehandlung nach RIES u. BLASIU wöchentlich 1—2 Injektionen mit je 1 ccm i.m.

Wobe-Mucos (Mucos)

Es handelt sich um ein Gemisch von proteolytischen Enzymen tierischer und pflanzlicher Herkunft, welches nekrotisches und mitotisch entartetes Gewebe auflösen soll.
Dosierung: Beginn der Behandlung mit täglich 100 mg Trockensubstanz

(Enzymgemisch) in 2 ml aqua bidest aufgelöst durch eine Woche. Später individuelle Erhöhung der Dosis bis 300 mg täglich. An Stelle der intramuskulären Applikationen können auch Lutschtabletten oder Zäpfchen gegeben werden.

Komplikationen: Allergische Reaktion, weshalb eine Desensibilisierung zweckmäßig ist.

Die Enzymbehandlung erinnert an die therapeutischen Versuche von GASCHLER, welcher mit dem proteolytischen Fermentpräparat Carzodelan gleiche Effekte anstrebte.

Wobe-Mucos kann neben der Röntgentherapie oder einer zytostatischen Therapie gegeben werden. Einzelne Erfahrungsberichte sprechen für günstige Effekte und für das Fehlen von toxischen Nebenwirkungen.

Proper-Myl (Bonapace & Co., Italien)

Proper-Myl besteht aus Hefestämmen. Mit Hilfe von sauren Hefen läßt sich der Properdinspiegel im Blut heben. Dies erfolgt über das retikulo-endotheliale System. Die Eiweißfraktion Properdin wird aber als Träger von Abwehrmechanismen bei bakteriellen und Virusinfektionen angesehen. Nachdem bei Patienten mit strahlenbehandelten bösartigen Geschwülsten ein niederer Properdintiter gefunden wurde, soll über das retikuloendotheliale System der Properdinspiegel im Blut wieder angehoben werden.

Dosierung: Das Präparat wird vor der intravenösen Injektion mit 5%iger Glukose aufgeschwemmt. Anfangsdosis 200 000 bis 500 000 Zellen. Nach Abschluß der Injektionskur (40 Injektionen) werden Erhaltungsdosen von 2mal wöchentlich 5 Millionen bis 10 Millionen Hefezellen empfohlen.

Behandlungseffekt: Abnahme der Tumorgröße durch Zurückgehen der peritumorösen Entzündung, Besserung des Allgemeinbefindens, der Schmerzen und des Appetites sowie des Blutbildes. Das Präparat soll auch Strahlenschäden an der Haut entgegenwirken.

Über einige der zahlreichen Präparate, welche ebenfalls noch als sogenannte biologische Präparate Verwendung finden und deren Wirkungsmechanismus dem der bereitsangeführten Präparate ähnlich ist, gibt die nachfolgende Tabelle eine Übersicht.

Präparate	wesentliche Grundsubstanz

R.A.S.; S.A.C.;
  Serum Sclava
  nach Bogomoletz
  (Schwarzhaupt)
	Antiretikuläres Serum, durch Immunisierung auf Kaninchen, Rind und Meerschweinchen mit menschlicher Milz und Knochenmark hergestellt

Gerrelan (Sanapha)	Fötalgewebsextrakt

Präparate	wesentliche Grundsubstanz
Novo Carcin nach Pawlotzky und Issels	Komplexpräparat aus Blut, mesenchymatösem Gewebe und endokrinen Drüsen vorbehandelter Meerschweinchen mit Spurenelementen und pflanzlichen Extrakten
Polydyn (Holzinger)	Antiretikulärer Serumextrakt von mit spezifischem Gewebe vorbehandelten Tieren
Splenosan (Sanabo)	Milzextrakt

B) Präparate pflanzlicher Herkunft

Von den vielen Pflanzen, welche als äußerliches und innerliches Krebsmittel Verwendung fanden — Feige, Karotten, verschiedene Distelarten usw. — hat sich die Mistel (Viscum) einen festen Platz in der Krebsbehandlung errungen.

Plenosol (Madaus)

Grundsubstanz: Viscum album als standardisierter Frischpflanzenextrakt, welcher auf den osmotischen Gewebsdruck eingestellt ist.

Wirkungsmechanismus: Nach Koch enthält Plenosol zwei wirksame Faktoren. Echtes Phytotoxin und einen nekroseerzeugenden Wirkstoff. Seine Wirkung erstreckt sich auf die peripheren Blut- und Lymphgefäße, den fermentativen Gewebsstoffwechsel und die vom Lymphstrom ernährten Gewebe (Schachtschneider). Weiterhin wird eine Beeinflussung des Vegetativum und des Mesenchyms angenommen.

Dosierung: Möglich sind drei Applikationsformen.

Intrakutan (evtl. unter Berücksichtigung der Segmente), intra- und peritumoral, parenteral. Das Präparat wird in drei Stärken hergestellt und nach Nekroseeinheiten (NKE) standartisiert.

Stärke I	*Stärke II*	*Stärke III*
200 NKE/ml	2000 NKE/ml	20.000 NKE/ml

1 NKE ist jene Wirkstoffmenge, welche bei intrakutaner Injektion von 0,1 ccm in die Haut des Kaninchens gerade noch eine deutliche Hautreaktion hervorruft.

Grundsätzlich ist zu bemerken, daß die Dosierung in Abstimmung auf den Allgemeinzustand und die Reaktionslage des Patienten zu erfolgen hat. Eine Kur kann 4—6 Wochen dauern, wobei wöchentlich meist 1 bis max. 2 Injektionen verabfolgt werden.

Beginn der Behandlung mit Stärke 0,05 bis 0,3 ml = 10—60 NKE. Fortsetzung der Behandlung mit steigender Dosierung um jeweils 0,2 ml bis zum Erreichen von Stärke II, 1 ml = 2000 NKE.

Eine höhere Dosierung ist bei parenteraler Verabreichung meist nicht erforderlich. Die Verdünnung des Plenosol soll insbesondere bei der ersten Reaktion nicht zu klein gehalten werden.

Als Reaktion treten Fieber, Mattigkeit, Appetitlosigkeit, Kopfschmerzen usw. auf. Eine leichte Reaktion ist von manchen Therapeuten erwünscht. *Behandlungseffekt:* Besserung des Allgemeinzustandes, Gewichtszunahme, Schmerzlinderung, positive Änderung der Stimmungslage der Patienten (Euphorie). Nach RÖSELER günstige Beeinflussung der Armödeme nach Mammakarzinom.

Iscador (Weleda)

Grundsubstanz: Verschiedene Mistelarten, welche entsprechend der Krebslokalisation verwendet werden.

Iscadorpräparate und ihre Indikation

Präparate	Krebslokalisation
Iscador quercus (Eichenmistel)	Verdauungstrakt, Urogenitaltrakt des Mannes
Iscador mali (Apfelbaummistel)	Verdauungstrakt, Urogenitaltrakt und Mammatumoren der Frau
Iscador ulmi (Ulmenmistel)	Lungentumoren
Iscador pini (Kiefermistel)	Haut, Mundbereich, Mamma beider Geschlechter
Iscador abietis (Tannenmistel)	Hals-, Nasen- und Rachenraum des Mannes

Die Präparate werden auch in Kombination mit Metallen hergestellt, um so eine besonders verstärkte Organwirkung zu erzielen. Bestimmte Kombinationen werden bestimmten Organlokalisationen zugeordnet.

Mit Silber (cum argento) für Urogenitaltrakt und Mamma.

Mit Quecksilber (cum hydrargyro) für Lymphdrüsenmetastasen und Dickdarm.

Mit Kupfer (cum cupro) für Leber, Galle, Magen und Zwölffingerdarm.

Dosierung: Die Iscadorbehandlung, die ihrer Besonderheit wegen homöo-

therapeutisch eingestellte Ärzte besonders anspricht, erfolgt ähnlich wie
beim Plenosol in verschiedenen Stärken. Die gebräuchlichsten Stärken sind
6—3, wobei die Stärke der Dezimalverdünnung (auf Frischpflanzensubstanz
bezogen) entspricht.

Z.B.: Stärke $5 = 10^{-5}$ gr. pro 1,0 ccm $= 0,01$ mg.

Eine Serie umfaßt 14 Injektionen, die subkutan in der dem Tumor nahe-
gelegenen Hautregion appliziert werden. Die Zahl der Serien beträgt meist
2 bis 3. Die Behandlung wird mit höheren Verdünnungen begonnen und die
Konzentration der Lösung langsam gesteigert. Ähnliche Reaktionen wie
beim Plenosol sind möglich. Stärkere Temperaturreaktionen über einen
Grad und verminderte Diurese sind unerwünscht. Die Fortsetzung der Behandlung erfolgt erst nach Abklingen der Reaktion.

C) Die Behandlung mit Frischblut

Die Vielzahl seiner funktionellen Möglichkeiten, seine Aufgaben als Trans-
portorgan und seine Bedeutung für die Ernährung und Entgiftung der Zelle,
machen das Blut zu einem der wichtigsten Allgemeintherapeutika. Selbst
aus dem Mesenchym stammend, gibt es die Möglichkeit, dasselbe zu akti-
vieren und Lipoide, Zytolysine, Proteine, Spurenelemente, funktionstüchtige
Sauerstoffträger und Salze in natürlicher und körpereigener Form dem krebskranken Organismus auf direktem Wege zuzuführen. Der Wirkungsmechanismus ist in allen seinen Einzelheiten noch nicht geklärt. Karitzky betrachtet die Bluttransfusion als eine Art Frischzelltherapie. Nach Lepe-
schinskaja wird durch die bakterizide und antitoxische Wirkung des
Blutes die Entwicklung von Zellen und Bindegewebe im Sinne einer Karzi-
nomabwehr gefördert. Andere Autoren sehen in der Wirkung der Bluttransfusion in erster Linie einen regenerativen Reiz auf das Knochenmark.

Gleichgültig wie der Wirkungsmechanismus in allen seinen Einzelheiten
verläuft, die günstige Wirkung einer Bluttransfusion auf Allgemeinzustand
und Psyche des Patienten ist so gut, daß sie auch bei nichtanämischen Krebspatienten in reichlichem Ausmaß Anwendung finden sollte.

Herberger bevorzugt Frischblut jugendlicher Spender und gibt alle
8 bis 14 Tage kleine Blutmengen von 10 bis 20 ccm oder alle 4 Wochen 50
ccm, soweit er nicht in der sonst allgemein üblichen Weise Transfusionen
mit 100—200 ccm durchführt. Letztere Applikationsform wird besonders
dann zu bevorzugen sein, wenn die Transfusion mit Konservenblut durchgeführt werden muß und aus diesem Grunde immer größere Blutmengen zur
Verfügung stehen, die rasch zu verbrauchen sind.

Stöger verwendet im Rahmen seiner Krebsbehandlungsmethode Ery-
throzytentransfusionen, die aus 350 ccm Frischblut mit 120 ccm Stabili-

satorlösung nach 2 tägiger Lagerung hergestellt werden. Die Plasmaflüssigkeit wird erst knapp vor dem Gebrauch abgesaugt.

Die in der Schwangerschaft nachweisliche vermehrte Anreicherung des Blutes mit Wirkstoffen und Hormonen führte zur Verwendung von Blut junger Gravider im 5. bis 9. Monat und von Retroplazentarblut, welches nach der Methode von ANDERES und LASZOWER im Kreißsaal gewonnen wird. Nach sehr überzeugenden Ausführungen von HERBERGER wird durch den hohen Östrogengehalt des Schwangerenblutes eine intensive Hemmung der Hyaluronidase hervorgerufen. Im Krebsgewebe ist Hyaluronidase vermehrt, es erleichtert durch Veränderung der Permeabilitätsverhältnisse die Propagation des Krebses, während in krebsfreien Geweben (z.B. Synovia, Glaskörper usw.) reichlich Hyaluronsäure vorkommt. Hyaluronsäure ist eine Acetylglukosamin- und Glukuronsäure enthaltendes Mukopolysacharid, sie wird nach Ansicht mancher Autoren von den durch die Transfusion angeregten Fibroblasten der Zwischenzellsubstanz produziert. Somit wäre die Transfusion von Schwangeren- und Plazentablut nicht allein eine Hormonanreicherung des krebskranken Organismus, sondern auch eine aktive antiblastische Maßnahme.

Die Eigenblutbehandlung in Form der Blutwäsche nach WEHRLI soll der Hypoxämie entgegenwirken. WEHRLI entnimmt dem Patienten 200—250 ccm Blut. Die Koagulation wird durch Zusatz von Heparin verhindert. Eine Koagulationszeit von 6 Minuten muß erreicht werden. In einem Glasbehälter wird nun das blauschwarze Blut 30—40 Minuten lang mit Sauerstoff durchströmt, bis es hellrot geworden ist, und dann noch eine Stunde mit einer 40-Watt-Quarzlampe bestrahlt. Die Rückgabe des Blutes erfolgt in Form einer Tropfinfusion, und zwar 30—40 Tropfen in der Minute.

Die Eigenblutbehandlung als intramuskuläre Injektionsbehandlung wird im Vergleich zu der Methode von WEHRLI viel häufiger angewandt. Die Dosierung schwankt zwischen 5—20 ccm i.m. 1—2 mal wöchentlich.

Ein Effekt ist nur solange zu erwarten, als noch eine entsprechende Reaktionsfähigkeit des Organismus vorhanden ist. Vor Anwendung bei kachektischen Zustandsbildern wird von HAFERKAMP ausdrücklich gewarnt. Im allgemeinen ist auf die Eigenblutinjektionen eine Besserung der Schmerzen und eine Gewichtszunahme festzustellen.

D) PRÄPARATE NICHTORGANISCHER HERKUNFT

Thoros (Chininwerke Buchler)
Ixthor (Buchler)

Grundsubstanz: Der Strahler Thorium x ist ein Radiumisotop und hat eine Halbwertzeit von 3,64 Tagen. Eine Beziehung zu dem als krebsfördernd bekannten Thorotrast (Thoriumdioxyd) mit einer Halbwertzeit von 1,5 mal 10^{10} Jahren besteht nicht, so daß mit der Anwendung keinerlei Gefahrenquellen verbunden sind.

Zerfallsreihe des Thorium x

Thorium x	3,65 Tage
Thorium Emanation	54,5 sec
Thorium A	0,14 sec
Thorium B	10,6 st
Thorium C	60,8 min
Thorium C'	10,0 sec
Thorium C''	3,2 min
Thorium D	- - - - - - - - inaktiv

Das Thorium x, ein Radiumisotop, lagert sich, dem Kalziumstoffwechsel des Körpers folgend, im Knochen ab. Seine Folgeprodukte kreisen in der Blutbahn und werden schließlich durch den Kot ausgeschieden.

Wirkungsmechanismus: Aktivierung des RES und vermutlich Hemmung der bindegewebsabbauenden Hyaluronidase, wie es in vitro nachgewiesen werden konnte.

Dosierung: Perorale Applikation von wöchentlich einer Trinkampulle mit 500 e.s.E. (elektrostatische Einheiten). Die Behandlung kann sich über Monate erstrecken.

Ixthor wird intravenös gegeben. 1—2mal wöchentlich 1 Ampulle = 200 e.s.E.

Eigene Erfahrungen bei der Behandlung osteolytischer Metastasen sprechen für eine gute Wirkung dieses Präparates.

3. Die Vitamintherapie

Allgemeines

Wie bei allen schweren Krankheitsbildern tritt auch bei der Krebskrankheit eine erhebliche Vitaminverarmung bzw. ein Vitamindefizit auf, dessen alleinige alimentäre Deckung zweifelhaft erscheint. Da es sich bei den Vitaminen um organische Steuerungsstoffe handelt, welche im Organismus nicht erzeugt werden können, sondern ihm normalerweise mit der Nahrung zugeführt werden, ist gerade bei der Krebskrankheit mit ihren vielfältigen Funktionsstörungen einer ausreichenden Vitaminzufuhr besonderes Augenmerk zu schenken.

Die Wirkung der Vitamine erfolgt nicht durch ihren Energiegehalt, das heißt also nicht kalorisch, noch sind sie als Zellbausteine verwendbar. Sie sind fast alle Kofermente verschiedener Fermente und werden als prosthetische Gruppen in bestimmte Fermente eingebaut. Abgesehen von ihren engen Beziehungen zu den Hormonen, stellen sie die nötigen Ergänzungsstoffe für die optimale Auswertung der unentbehrlichen Energieträger, Kohlehydrate—Fette—Eiweiß, dar. Grundsätzlich werden fett- und wasserlösliche Vitamine unterschieden.

Fettlösliche Vitamine:

Vitamin A
Vitamin E und F
Vitamin D
Vitamin K

Wasserlösliche Vitamine:

Vitamin B Gruppe
Vitamin C
Vitamin P

Vitamine der B-Gruppe

Der Vitamin-B-Gruppe gehören 12 Bestandteile an, die untereinander in enger Beziehung stehen und sich gegenseitig in ihrer Wirkung beeinflussen. Dieser Umstand führte auch zur Entwicklung von Komplexpräparaten, welche neben der Verabfolgung einzelner B-Vitamine ebenfalls gegeben werden sollen.

Die einzelnen Bestandteile des Vitamin-B-Komplexes nach HALDEN

Vitamin B_1 (Aneurin, Thiamin)
Vitamin B_2 (Lactoflavin, Riboflavin)
Niacin (Nicotinsäure)
Pantothensäure (Vitamin B_5)
Vitamin B_6 (Adermin, Pyridoxin)
Cholin

Vitamin H (Biotin)
Inosit (Inositol)
Paraaminobenzoesäure
Folsäure (Folic acid)
Folinsäure
Vitamin B_{12} (Cobalamin)

Vitamin B_1 (Aneurin, Thiamin)

Wirkungsmechanismus: Als Pyrophosphorsäureester bildet Vitamin B_1 die Wirkungsgruppe der Cocarboxylase, die in den fermentativen Kohlehydratstoffwechsel eingreift. Es beeinflußt die Glykogensynthese und führt zur Hemmung der Cholinesterase und Verstärkung der Acetylcholinwirkung.

Dosierung: Täglich 100 bis 200 mg intramuskulär mindestens eine Woche lang, später orale Gabe von täglich 30—100 mg. Vitamin B und Vitamin C sollen nicht in einer Spritze gemischt werden.

Allgemeine Bemerkung: Bei Krebskranken besteht nach Untersuchungen von SCHNEIDER ein Vitamin-B_1-Defizit. Die Gabe von Vitamin B_1 wird insbesondere bei stärkeren neuritischen Beschwerden empfohlen.

Vitamin B_2 (Lactoflavin, Riboflavin)

Wirkungsmechanismus: Es stellt als Lactoflavinphosphorsäure ein Koferment des gelben Atmungsfermentes dar und greift damit auch in den Kohlehydrat-, Fett- und Eiweißstoffwechsel ein. Vitamin B_2 ist von Bedeutung für die Hämoglobinsynthese und steht ebenso wie Vitamin B_1 in Beziehung zum Hormonapparat der Nebenniere.

Dosierung: Intramuskulär oder intravenös 10—20 mg.

Allgemeine Bemerkung: Vitamin B_2 wird insbesondere bei stärkeren Störungen des Verdauungstraktes empfohlen.

Vitamin B_6 (Adermin, Pyridoxin, Pyridoxal, Pyridoxamin)

Wirkungsmechanismus: Pyridoxin ist auf Grund seiner Transaminasewirkung mit dem Eiweißstoffwechsel eng verbunden. Pyridoxin, Pyridoxal und Pyridoxamin bilden in Verbindung mit der Phosphorsäure prosthetische Gruppen der Coaminopherasen, das sind Kofermente der Decarboxylasen einer Reihe von Aminosäuren. Der Abbau von Tryptophan in Nicotinsäure wird durch Vitamin B_6 begünstigt.

Dosierung: Täglich 25 bis 75 mg intravenös über längere Zeit oder 100 mg 1—3 mal täglich als Suppositorien. Vitamin B_6 kann auch oral, allerdings mit vermindertem Effekt, gegeben werden.

Allgemeine Bemerkung: In Kombination mit den anderen Vitaminen des B-Komplexes und auch allein wird Vitamin B_6 besonders beim Auftreten schwerer Strahlenintoxikationserscheinungen empfohlen.

Niacin (Nicotinsäureamid)

Wirkungsmechanismus: Als Bestandteil verschiedener Kofermente (Dehydrasen) ist Niacin am Aufbau und Abbau von Kohlehydraten und Fettsäuren beteiligt.

Dosierung: Bei Auftreten von pellagroiden Erscheinungen, wie sie bei Resorptionsstörungen und internen Verwertungsstörungen auftreten, können 100—200 mg täglich intramuskulär oder intravenös, wenn nötig bis zum Erreichen einer Gesamtdosis von 1—2 g Nicotylamid, gegeben werden.

Allgemeine Bemerkung: Normalerweise wird die in einem Komplexpräparat enthaltene Menge für die Durchführung einer Allgemeinbehandlung ausreichend sein.

Pantothensäure

Wirkungsmechanismus: Bestandteil des Coenzyms A und damit für die Fettverwertung und den Fettstoffwechsel von Bedeutung. Es bestehen enge Beziehungen zum Fermentgeschehen der Leber und des Gehirnes. Von Bedeutung ist der unterstützende Effekt auf die Wiederstandskraft der Schleimhäute und der normalisierende Einfluß auf den Gewebsstoffwechsel, insbesondere des epithelialen Gewebes.

Dosierung: 200—400 mg oral oder bis 500 mg intramuskulär bei gröberen Affektionen der Schleimhäute, bei cancer apertus und Strahlendermatitis.
Allgemeine Bemerkung: Ebenso wie bei Niacin wird meist die Gabe im Rahmen eines Komplexpräparates genügen. Auf die Anwendungsmöglichkeiten als lokales Therapeutikum in Salbenform oder Lösung wird in dem Kapitel über die Behandlung der normalen Strahlenreaktion und des cancer apertus eingegangen werden.

Vitamin H (Biotin)

Wirkungsmechanismus: Anregung der Fettsynthese in der Leber, Mitbeteiligung an der Bildung von Fermenten und Kofermenten.
Dosierung: Bei Eisenmangelanämien, wenn die übliche Therapie unbefriedigend verläuft, 10—20 mg täglich.

Inosit (Inositol)

Wirkungsmechanismus: Bestandteil von Phosphatiden. Mit Vitamin E bildet Inosit im Darmtrakt eine Komplexverbindung, welche zum Kreatinsstoffwechsel in Beziehung steht.
Dosierung: Normalerweise genügt die in den Komplexpräparaten enthaltene Menge.

Vitamin B_{12} (Cobalamin)

Wirkungsmechanismus: Im Sinne von CASTLE wird B_{12} mit dem Extrinsic factor identifiziert. Die Bildung von geformten Blutelementen im Knochenmark erfolgt nur bei Anwesenheit von B_{12}, welches anscheinend an der Nucleinsäuresynthese beteiligt ist. B_{12} wirkt Cholin und Methionin sparend und steht zum Glykokollstoffwechsel in Beziehung. Es zeigt allgemein wachstumsfördernde Wirkung.
Dosierung: 30—60 γ (0,03—0,06 mg) wöchentlich intramuskulär.
Allgemeine Bemerkung: Die alleinige bzw. zusätzliche Gabe von B_{12}, meist als Kombinationspräparat mit Folsäure, wird von KRETZ bei schweren Fällen von Strahlenintoxikationen (Strahlenkater) empfohlen.
Z.B.: Präparat Eryfol mit 30 γ B_{12} und 10 mg Folsäure.

Folsäure (Folacin)

Wirkungsmechanismus: Enge Beziehungen zum Vitamin B_2, möglicherweise Baustein eines komplizierten Kofermentmoleküles. Folsäure ist am Thymonucleinsäurestoffwechsel beteiligt und verhindert die Zunahme des Cholesteringehaltes der Leber. Nach KRETZ besteht auch eine tumorhemmende Wirkung.

Dosierung: Gemeinsam mit B_2 in der oben angegebenen Weise. In besonderen Fällen 10 mg täglich intramuskulär durch eine Woche, dann 20 mg täglich durch 3 Wochen.

Allgemeine Bemerkung: Analgetisierende Wirkung bei fortgeschrittenem Karzinomstadium.

Cholin

Wirkungsmechanismus: Günstige Beeinflussung des Fettstoffwechsels der Leber, da der Abtransport der Leberfette, welche aus Zucker und Eiweiß synthetisiert oder mit der Nahrung zugeführt wurden, auf dem Wege über die Bildung von Cholinphosphatiden erfolgt. Cholin wirkt durch Abgabe von Methylgruppen entgiftend. Es ist am Kohlehydratstoffwechsel und am Aminosäurehaushalt beteiligt. Der Aufbau der Zellstruktur wird durch Cholin unterstützt. Als Vorstufe des Acetylcholin beeinflußt es die Funktion der Nerven- und Muskelgewebe.

Dosierung: Siehe Leberschutztherapie (S. 137).

Allgemeine Bemerkung: Cholin ist ein Bestandteil der Phosphatide, es findet sich in Blut und in den Geweben. Damit wäre es der Definition nach nicht unter die Vitamine einzureihen, da es eine körpereigene Substanz darstellt. Als Träger von Methylgruppen, die jedoch der Körper selbst nicht aufzubauen vermag, kann es nach ABDERHALDEN als Ausnahmefall behandelt werden. Cholin wurde bereits 1913 von WERNER als borsaures Salz intravenös verabreicht, um in dieser Form bei gleichzeitiger Strahlenbehandlung eine radiochemische Behandlung des Krebses durchzuführen. Trotz einer gewissen Tumoraffinität (BECKER) ist das Hauptanwendungsgebiet des Cholins in der Leberschutztherapie zu sehen, die auf dem entgiftenden Effekt als Methyldonator und seiner lipotropen Wirkung beruht.

Zusammenfassende Bemerkungen über die Vitamin-B-Gruppe

Abgesehen von besonderen Krankheitsbildern, welche die Verwendung eines einzelnen Vitamines dieser Gruppe erforderlich machen, wird die Allgemeinbehandlung vorteilhaft mit einem Vitamin-B-Komplexpräparat und ergänzenden Gaben von Vitamin B_1, eventuell auch Vitamin B_2 oder B_6, durchgeführt. Die Erkenntnis, daß Vitamine stoffwechselsteigernd wirken und auch in unterschiedlichem Maße das Wachstum steigern, stellt keine Gegenindikation dar. Versuche mit vitaminarmer Ernährung ergaben eine rapide Verschlechterung des Zustandsbildes. Die beim weiblichen Genitalkarzinom auffallende positive Wirkung von Vitamin B_1 und B-Komplex wird aber auf die Beeinflussung des Oestrogenspiegels durch Regulation des Oestrogenabbaues in der Leber zurückgeführt. Es wird auch ein Zusammenhang zwischen Oestrogenspiegel und Karzinomgeschehen angenommen.

Dosierungsvorschlag: Täglich bis 3 mal wöchentlich 100—200 mg B_1 gemeinsam mit Vitamin-B-Komplex.

Vitamin C (Ascorbinsäure)

Wirkungsmechanismus: Atmungs- und Reduktionskatalysator, Aktivator eiweißspaltender Fermente, Hemmung des Glykogenabbaues und Unterstützung der Nebennierenrindenhormonwirkung, Verminderung der Giftwirkung von Toxinen, Begünstigung der Immunkörperbildung und Erhöhung der Kapillarresistenz der Gewebe, Aktivierung des Thrombin und Herabsetzung der Blutungsbereitschaft.

Dosierung: Täglich 1000 mg, am besten intravenös durch einige Tage, dann Fortsetzung der Behandlung mittels täglich peroraler Gabe von 1000 mg oder zweimal wöchentlich intravenös. Zur Unterstützung der Strahlentherapie werden von DEUCHER bis zu 4 g Vitamin C täglich parenteral verabreicht. Bei Magen-Darmstörungen ist nur die parenterale Gabe zweckmäßig.

Allgemeine Bemerkung: Ein direkter Zusammenhang zwischen der täglichen Röntgendosis und dem Ascorbinsäureverbrauch wurde nicht ermittelt. Da auch Patienten, die ein sehr hohes, mehrere 1000 mg betragendes Defizit hatten, keine klinischen Zeichen einer Avitaminose zeigten und auch keine erhöhte Speicherung oder erhöhter C-Verbrauch im Tumor festgestellt wurde (SCHNEIDER), wird der gesteigerte Verbrauch der Ascorbinsäure als Folge ihres gesteigerten spezifisch dynamischen Effektes (DEUCHER) angesehen. Mit einer Verarmung an Vitamin C tritt, besonders bei gleichzeitiger Leberschädigung, eine vermehrte Ausscheidung und damit Verarmung an Vitamin A auf. Ein Umstand, der besonderer Beachtung und entsprechender therapeutischer Konsequenzen bedarf (siehe Vitamin-A-Dosierung).

Vitamin P (Citrin)

Wirkungsmechanismus: Die Frage nach der Bedeutung des Stoffes ist nicht geklärt. Es bestehen enge Beziehungen zum Vitamin C. Eine Vitamin-P-Erhöhung führt zu Erhöhung der Kapillarresistenz.

Dosierung: 20—40 mg 3 mal täglich.

Allgemeine Bemerkung: Die Verwendung von Vitamin-P-Präparaten kann bei Blutungstendenz erfolgversprechend sein.

Vitamin A (Axerophthol)

Wirkungsmechanismus: Schutzwirkung auf epitheliales Gewebe und Schleimhäute, Stärkung des RES, Förderung der Zellbildung, Begünstigung der Fettverwertung und regulierende Wirkung auf den Stoffwechsel, besonders der Leber und der Schilddrüse. Vitamin A hat eine gewisse antagonistische Wirkung zu den Oestrogenen und unterstützt die Aufrechterhaltung des hormonalen Gleichgewichtes der Sexualhormone. Es ist entscheidend am Sehvorgang beteiligt.

Dosierung: Nach KRETZ 10—15 mal 120 000 IE täglich intramuskulär. Als Hypervitaminisierungsbehandlung: *nach* WENDT 500 mg Vitamin C und 20 000 IE Vitamin A täglich peroral.

Nach PICHA *und* WEGHAUPT: 1 000—2 000 mg Vitamin C und 300 000 IE Vitamin A durch 2—6 Wochen und Wiederholung dieses Vitaminstoßes nach einmonatiger Pause.

Allgemeine Bemerkung: Als Provitamine des Vitamin A wirken neben dem β-Carotin das α-Carotin, das γ-Carotin, das Kryproxantix und einige andere Carotinoide. Die Umwandlung der Provitamine in das Vitamin A erfolgt in der Leber oder in der Darmschleimhaut.

Bei der Verwendung von Antibioticis und Sulfonamiden ist einer zusätzlichen Gabe von Vitamin A ein besonderes Augenmerk zu schenken. Auf die Zusammenhänge zwischen dem Vitamin A und dem Vitamin E wird beim Vitamin E näher eingegangen werden. Als internationale Einheit der Vitamin-A-Wirkung wird die Wirkung von $0,6\,\gamma$-Carotin angesehen, gemessen an der Gewichtszunahme junger Ratten.

Vitamin D

Vitamin D, auch Calciferol genannt, steht den Steroiden nahe. Nachdem mehrere Wirkstoffe bekannt sind, wird vielfach von den Vitaminen der D-Gruppe gesprochen. Von praktischer Bedeutung sind das Vitamin D_2, Ergocalciferol, und das Vitamin D_3, Cholecalciferol.

Vitamin D_2 ist ein Isomer des Tachysterin und entsteht durch UV-Bestrahlung des Ergosterin auf dem Wege über das Lumisterin. Vitamin D_3 entsteht bei der UV-Bestrahlung des 7-Dehydrocholesterin, welches aus dem Cholesterin darstellbar und mit dem aus dem Heilbuttöl gewonnenen Vitamin D identisch ist. Das natürliche antirachitische Vitamin des Lebertrans leitet sich von dem 7-Dehydrocholesterin ab und ist von dem Vitamin D_2 verschieden.

Wirkungsmechanismus: In erster Linie wird durch Vitamin D die Absorption von Kalzium im Darm gefördert. Weiterhin besteht ein spezifischer Einfluß auf die organische Matrix des Knochens, weshalb bei allen knochendestruierenden Prozessen die Behandlung mit Vitamin D indiziert erscheint. Sein Angriffspunkt liegt in der Verknöcherungs- bzw. Kalkansatzzone des Knochens. Als aktivierende Substanz ist das Vitamin D zur Bildung eines zum Knochenaufbau erforderlichen Kalk-Phosphorkomplexes notwendig, während die Ossifikation bereits einen sekundären Vorgang darstellt. Ein reichliches Angebot von Kalzium führt zu einer erheblichen Retention, die jedoch nur dann in einen dauernden Kalkansatz im Gewebe, vor allem im Skelettsystem, übergeht, wenn gleichzeitig Phosphorsäure verabfolgt wurde und eine normale Funktion der Nebennierenrinde die Bildung des Kalziumphosphatkomplexes ermöglicht. Mit der Vitamin-D-Zufuhr steigt der Phosphor- und Kalziumspiegel des Blutes gleichsinnig an. Die Beeinflussung des Blutphosphatspiegels durch das Vitamin D erfolgt wahrscheinlich auf dem Wege über die Nebenschilddrüse, deren Epithelkörperchenaktivität durch die Vitamin-D-Zufuhr gebremst wird, was wiederum zu einer Erhöhung des Blutphosphorspiegels führt.

Dosierung: Am besten in Form eines Vitamin-D-Stoßes 1—3 mal 400 000 bis 600 000 IE in einer Woche, bei gleichzeitiger Gabe von Kalkpräparaten und Phosphorsäurepräparaten (z. B. Recresal peroral). 1 000 IE Vitamin D = 0,025 mg Calciferol.

Allgemeine Bemerkung: Die Kontrolle der Blutkalkwerte und Ausscheidung im Urin kann ein Bild von der Stoffwechsellage vermitteln und bewahrt vor Überdosierung und damit unerwünschten Kalkablagerungen an unrechten Orten, wie z. B. in der Niere.

Vitamin E (Tokopherol)

Wirkungsmechanismus: Besonders bemerkenswert ist seine sauerstoffsparende Wirkung im Stoffwechselgeschehen. Es unterstützt die normale Funktion und die Entwicklung des männlichen und weiblichen Keimdrüsenepithels und hat enge Beziehungen zur Glykogenspeicherung in der Leber, Skelettmuskulatur, Herzmuskel und Uteruswand.

Dosierung: 200—500 mg täglich. Die orale Applikation wird der parenteralen gegenüber als wirksamer bezeichnet (Kaudragée).

Allgemeine Bemerkung: Zwischen dem Vitamin A und dem Vitamin E herrschen engere Zusammenhänge. Tokopherole wirken als Schutzstoffe gegenüber dem Vitamin A und seinen Provitaminen Carotin. Die enzymatische Umwandlung von Carotin in Vitamin A wird durch Vitamin E begünstigt. Nach HALDEN wird durch die gleichzeitige Gabe von Vitamin A und E die Ablagerung von Lipoproteiden in den Gefäßwänden erheblich verzögert.

Vitamin F (ungesättigte Fettsäuren: Linolsäure, Linolensäure, Arachidonsäure)

Wirkungsmechanismus: Vitamin F ist oxydationsfördernd (katalytische Oxydation der normalen Zelle). Man vermutet, daß die ungesättigten Fettsäuren im Blut und in der Zelle in Phosphatide eingebaut werden oder an schwefelhaltige Aminosäuren (Glutathion, Cystein, Methionin, Arginin) angegliedert sind. Zum Fett- und Kohlehydratstoffwechsel bestehen engere Beziehungen.

Dosierung: Die Zufuhr kann mit den Nahrungsfetten erfolgen, soweit eben in ausreichendem Maße hochungesättigte Fettsäuren herangezogen werden, worauf noch in dem Kapitel Leberschutztherapie und diätetische Maßnahmen eingegangen wird.

Allgemeine Bemerkung: Da der Organismus die mehrfach ungesättigten Fettsäuren nicht synthetisieren kann, werden sie mit einer gewissen Berechtigung als Vitamine bezeichnet. Abgesehen von der oralen Applikation kann Vitamin F auch in Salbenform und als Inhalation verwendet werden.

Vitamin K (Phyllochinon)

Wirkungsmechanismus: Für die normale Prothrombinbildung in der Leber und somit für die Blutgerinnung (Prothrombinbaustein) ist Vitamin K unentbehrlich. Vitamin K wird im Dickdarm durch Kolibakterien gebildet.

Dosierung: 10—20 mg peroral und nicht mehr als maximal 40 mg i.v.

Allgemeine Bemerkung: Im Rahmen der Krebsbehandlung wurde von BERKMANN über bessere Behandlungserfolge bei der Anwendung von Synka-Vit (synth-K-Vitamin) im Rahmen der Hochvolttherapie der Bronchialkarzinome berichtet.

Die zahlreichen Beziehungen der Vitamine zum Stoffwechselgeschehen und ihre engen Bindungen untereinander führten zu der Erzeugung sogenannter Kombinations- oder Polyvitaminpräparate, in welchen neben Spurenelementen und Mineralsalzen verschiedene wichtige Vitamine in aufeinander abgestimmter Menge enthalten sind. Einen Nachteil dieser Medikation sehen wir in der relativ minderen Dosierung der einzelnen Komponenten sowie in der peroralen Applikationsform, die bei den häufig bestehenden Resorptionsstörungen Schwierigkeiten bereitet. Bevorzugt wird eine Hypervitaminisierungstherapie, wobei die Vitamine zumindest intramuskulär verabreicht werden. Z.B. 1 000 mg Vitamin C, 100 mg Vitamin B_1 mit 1 Ampulle B-Komplex, Vitamin A in Form einer Stoßtherapie mit 250 000 IE täglich durch mindestens 2 Wochen bei gleichzeitig unterstützender Gabe von Vitamin E. In Abhängigkeit von dem Zustandsbild und den Erfordernissen werden entsprechende Änderungen oder Erweiterungen erforderlich sein, so z.B. die Durchführung von Vitamin-D-Stößen bei gleichzeitiger Gabe von Kalzium und Phosphorsäure als Unterstützung der Strahlentherapie bei Knochendestruktionsherden oder z.B. von Vitamin B_{12} in schweren Fällen von Strahlenintoxikation.

4. Die Hormontherapie

Allgemeines

Unter Hormonen sind spezifische Produkte innersekretorischer Organe zu verstehen, die in enger Beziehung zueinander auf Zellstoffwechsel und Organfunktionen einen bedeutenden Einfluß ausüben und mit deren Ausfall, wie z.B. bei Nebennierenrindenhormonen, eine zum Tode führende Desorganisation der physiologischen Funktionen eintritt (LEUTHARDT). Ihre Beziehungen zu den Fermenten sind nicht eindeutig geklärt. Es ist anzunehmen, daß sie nicht wie einzelne Vitamine als Kofermente dienen, sondern eher in den Reaktionsablauf der Fermentsysteme eingreifen. Als körpereigene Wirkstoffe üben sie auf den Stoffwechsel der Gewebe und Organe einen fördernden und hemmenden Einfluß aus.

Die endokrine Krebsbehandlung erstreckt sich in erster Linie auf Krebse hormonabhängiger Organe (Mamma, Prostata) und wird in der Regel als gegengeschlechtliche Hormontherapie durchgeführt. Infolge der engen Beziehungen der Hormone zu der Matrix der Krebszelle stellt die Hormonbehandlung eine selektive Krebsbehandlung dar und kann ohne wesentliche Schädigung anderer Gewebe und Organe durchgeführt werden. Der Erfolg beruht auf einer Änderung des endokrinen Milieus. Abgesehen von der direkten Tumorwirkung bestehen noch komplexe Wirkungsmechanismen, die auf den engen Beziehungen der endokrinen Organe untereinander beruhen. Wie weit die Hypophysenhormone eine direkte Wirkung als Wuchshormone oder indirekte Wirkung als gonadotrope Hormone ausüben, ist ebenso schwer zu beurteilen und nicht endgültig geklärt wie die Rolle des Einflusses des Diencephalon auf die Hypophyse oder die Bedeutung der Ausscheidung von wachstumsfördernden Steroiden durch das Adrenalsystem. Untersuchungen in dieser Richtung sind Aufgabe der endokrinen Onkologie.

Zur Krebsbehandlung werden in erster Linie Geschlechtshormone, seltener auch Thyreoideapräparate sowie Nebennierenrindenhormone herangezogen.

Behandlung mit Geschlechtshormonen

Männliche androgene und weibliche oestrogene Geschlechtshormone werden zur Behandlung von Mamma- und Prostatakrebsen sowie in geringerem Ausmaß auch von Krebsen des weiblichen Genitaltraktes herangezogen.

a) Mammakarzinome

Die Kenntnis von dem proliferativen Reiz der Oestrogene auf das Mammagewebe und damit auch auf das Mammakarzinom sowie die Beobachtung von dem günstigeren Verlauf des Leidens bei nicht mehr menstruierenden oder kastrierten Frauen führte frühzeitig zur gegengeschlechtlichen Hormontherapie (antioestrogene Therapie mit Androgenen). Die Wirkung der gegengeschlechtlichen Hormontherapie wird bei Krebsträgern vor und knapp nach der Menopause durch eine Kastration bedeutend verstärkt, so daß heute allgemein der Standpunkt vertreten wird, die Hormontherapie erst nach erfolgter Kastration durchzuführen. Der operativen Kastration wird vor der Röntgenkastration der Vorzug gegeben. Durch die Ausschaltung der Ovarialtätigkeit und der damit verbundenen Verminderung der Oestrogenproduktion ist bereits eine wesentliche Verbesserung der Überlebenszeit der Patienten zu erwarten, die durch die gegengeschlechtliche Hormontherapie noch weiter erhöht wird. Im allgemeinen wird die Hormonbehandlung bei nachweisbaren Knochen-, Weichteil- und Lungenmetastasen eingeleitet. Die Kombination von Röntgentherapie und Hormontherapie stellt insbesondere bei Knochenmetastasen eine erfolgversprechende Behandlungsmethode dar. Ihre Anwendung bei Lymphknotenmetastasen wird von manchem Krebstherapeuten abgelehnt, obwohl im Hinblick auf die Inoperabilität, jeder Versuch gerechtfertigt erscheint, gleichgültig ob es sich um den Primärtumor, ein Rezidiv oder Metastasen handelt. Fast immer kommt es zu einer positiven Beeinflussung des Zustandsbildes mit Verminderung der subjektiven Beschwerden und Rückbildung des Tumors und der Metastasen.

Dosierung: Testosteron 50 mg täglich i.m. oder 3 mal wöchentlich 100 mg bis zum Eintritt des ersten Effektes und dann 2—3 mal wöchentlich 50 bis 100 mg i.m. Die Verwendung von Depotpräparaten à 250 mg zweiwöchentlich bis dreiwöchentlich i.m. zeigt die Vor- und Nachteile der Depotwirkung und wird neuerdings nicht mehr empfohlen. Die Gesamtdosis beträgt 3 000 bis 5 000 mg und kann ruhig überschritten werden. Mit dem Nachlassen des Therapie-Effektes oder bei neuerlichem Tumorwachstum wird die Behandlung zweckmäßig abgebrochen.

Präparate: siehe Anhang Hormone.

Nebenwirkungen: Neben Virilisierungserscheinungen mit verstärktem Haarwuchs an Oberlippe und Kinn werden vielfach Stimmbruch, gesteigerte Libido, Vergrößerung der Klitoris, erhöhte Schweißsekretion und Wallungen beobachtet. Die Störungen können bereits nach 1 000 mg eintreten. Später auftretende Symptome der Unverträglichkeit oder Überdosierung bestehen in einer Hyperkalzämie mit Übelkeit, Erbrechen, Schwindel und Benommenheit. Weiterhin werden Kochsalz- und Wasserretentionen beobachtet, die zu Herz- und Nierenstörungen führen können. In solchen Fällen ist das Absetzen der Hormontherapie unbedingt erforderlich.

Die Kontrolle der Kalziumausscheidung im Harn, der Serumkalziumwerte und alkalischen Serumphosphatase ist empfehlenswert und vermittelt bei osteolytischen Prozessen ein Bild von dem Effekt der Hormonbehandlung.

Die Oestrogentherapie wird nur bei Frauen nach der Menopause durchgeführt. Der Abstand zur Menopause soll mindestens 5—10 Jahre betragen. Bei Unverträglichkeit der Androgene oder Rückgang des Behandlungseffektes kann der Versuch einer Oestrogenbehandlung auch vor diesem Zeitpunkt unternommen werden.

Ob ein Tumor auf Androgene oder Oestrogene anspricht, ist schwer zu beurteilen. Sowohl bei gegengeschlechtlicher als auch bei gleichgeschlechtlicher Hormonbehandlung sind Mißerfolge mit Aktivierung des Tumorwachstums gesehen worden. Die Kontrolle der Kalziumausscheidung, der Oestrogentest (2,5 bis 5 mg Follikelhormone durch 2—3 Tage und Beobachtung der Reaktion) werden als Hilfsmittel empfohlen. Eine weitere Möglichkeit bietet die Färbung des Scheidenabstriches nach PAPANICOLAU. Die Frage ob eine Androgen- oder Oestrogenbehandlung erfolgen soll, ist nach EHLERS u. HINZ von der Bestimmung des Geschlechtes der Mammakarzinomzellen abhängig gemacht worden. Diese erfolgt auf Grund zellmorphologischer Untersuchungen. Chromatinpositive Kernbilder sprechen für weibliche, chromatinnegative für männliche Mammakarzinome.

Solange es noch keine allgemein anerkannte Methode zur Ermittlung des erforderlichen Hormones gibt, wird die Menopause, wie oben bereits angeführt, als grober Anhaltspunkt dienen müssen. Bei operierten Patienten besteht ein gewisser Zusammenhang zwischen Ansprechbarkeit auf die Hormontherapie und der Dauer des freien Intervalls, d.h. dem Zeitabschnitt zwischen erfolgter Operation und dem Auftreten der Metastasen.

Am günstigsten reagierten Patienten, bei denen die Operation vor, die Metastasierung nach der Menopause stattfand.

Dosierung: Äthinyloestradiol 3 mal 0,5—1 mg täglich, Dienestrol 3 mal 5 mg täglich, Oestradioldipropionat 3mal 5 mg pro Woche, Oestradiolbenzoat 2mal 5 mg pro Woche, Stilboestrol 15—20 mg i.m., Diäthylstilboestrol 3 mal 4—5 mg pro Woche.

Die Gesamtdosis spielt für den Behandlungseffekt eine bedeutende Rolle. Die Remissionsfrequenz liegt bei Gaben von Diäthylstilboestrol, die über 1 g liegen, über 26 %. Eine Beurteilung des Behandlungseffektes ist frühestens nach 3 bis 6 Monaten möglich.

Nebenwirkungen: Bei ausgedehnten ostoelytischen Metastasen besteht die Gefahr einer unter Umständen lebensbedrohlichen Hyperkalzämie. Uterusblutungen treten besonders bei Unterbrechung der Hormonzufuhr auf; Erweiterung des Beckenbodens ist möglich, welche bei älteren Frauen zum Uterusprolaps und Harninkontinenz führen kann. Nausea kann besonders bei Einnahme auf nüchternem Magen eintreten. Eine harmlose Nebenerscheinung stellt die ausgeprägte Pigmentation der Brustwarzen dar. Bei länger dauernder Medikation besteht die Gefahr einer Natriumrestriktion.

Behandlung der Nebenerscheinungen: Bei eintretender Hyperkalzämie sind, abgesehen vom sofortigen Absetzen der Hormonbehandlung, Flüssigkeitszufuhr und bei Azidose Infusionen mit Natriumlactat (1,75 %ig) oder Natriumbikarbonat (1,5 % ig) erforderlich. GROSS und BOCK empfehlen tägliche Infusionen von 100—200 ccm Natriumzitrat 2,5 %ig, oder von Dinatriumäthylendiamintetraacetat (Sequestren, Geigy; Titriplex III, Merk) 5—7 g in 50 ml 5 %iger Glukose. Wenn Uterusblutungen nach dem Absetzen der Hormontherapie nicht innerhalb weniger Tage zum Stehen kommen, ist der

Versuch mit 100 mg Progesteron intramuskulär durch 3 Tage indiziert. Eine weitere Behandlungsmöglichkeit besteht in der Gabe eines Gestagen-Oestrogen-Gemisches (z B. 1 ccm Primosiston). Bei anhaltender Blutung ist die gynäkologische Intervention erforderlich. Die bei einer Natriumretention auftretende Ödemneigung kann durch natriumarme Ernährung und Gabe von quecksilberfreien Diuretika (z. B. Dichlotride) bekämpft werden.

b) Prostatakarzinome

Die bisher erfolgreichste Hormonbehandlung eines Krebses stellt die Oestrogentherapie des Prostatakarzinoms dar. Da die sogenannte hormonelle Kastration allein unzureichend ist, ist auch hier die operative Kastration (Orchidektomie) die Voraussetzung eines anhaltenden Behandlungserfolges. Trotzdem wird auch heute, meist wegen der ablehnenden Haltung der Patienten, sehr zu deren Ungunsten auf die Orchidektomie verzichtet.

Wirkungsmechanismus: Die Oestrogene haben eine direkte Hemmwirkung auf die Prostatakarzinomzellen und beeinflussen oder hemmen das Hypophysenwachstumshormon und die Nebennierenandrogene. Durch eine vermehrte Bindegewebswucherung in der Prostata wurde auch eine Abkapselung von Karzinomzellen beobachtet.

Präparate: Man unterscheidet:
natürliche Hormone (z. B. Ovocyclin, Progynon) sowie künstliche Hormone (z. B. Cyren, Oestromon, Chlortrianisol) und oestrogenwirksame Substanzen (z. B. Honvan, Dienol, Cytonal).

Oestrogenwirksame Substanzen, welche ihrer chemischen Struktur nach mit dem Follikelhormon nichts zu tun haben, sind Stilbenabkömmlinge. Ihre oestrogene Wirkung erfolgt wahrscheinlich über die Hypophyse. Außerdem besitzen sie noch einen zytostatischen Effekt. Einen besonderen Vorteil des Stilboestrolphosphates stellt das sogenannte Transport-Wirkformprinzip dar. Die wasserlöslichen inaktiven Stilbenderivate werden erst durch die im Tumor und den Metastasen vermehrt vorkommenden sauren Phosphatasen in ihre aktive Wirkform übergeführt und angereichert, so daß eine selektive Wirkung entfaltet werden kann.

Dosierung: Von den verschiedenen zur Anwendung gelangenden Methoden hat die Stoßtherapie mit einem Stilbenabkömmling und anschließende Dauermedikation mit Depotpräparaten verschiedener Herkunft an Anhänger gewonnen. Eine einheitliche Auffassung hinsichtlich der Wahl der Oestrogene, ihrer Dosierung und Applikationsform besteht nicht. Ganz allgemein gelten, soweit keine Stoßtherapie erfolgt, folgende Dosierungen:
Stilben oral 1—5 mg täglich (maximal 50 mg pro die),
     intramuskulär 1,0—2,5 mg täglich.

Äthinyloestradiol oral 1 mg täglich,
Oestradiolvalerianat intramuskulär 40 mg 1—2 wöchentlich als Depot-
präparat,
Oestradiolundezylat intramuskulär 100 mg 4wöchentlich als Depotpräparat,
Polyoestradiolphosphat intramuskulär 4 wöchentlich als Depotpräparat,
Diäthyldioxystilben-Diphosphat intravenös 250—500 mg (maximal 1000 mg)
als Dauertropf, oral anfangs 3 mal täglich 1—2 Tabl. à 100 mg.

Beispiele eines Behandlungsschemas: 250—500 mg Honvan langsam i.v.
durch 10 bis 20 Tage, am besten mittels Tropfinfusion, anschließend Dienol
forte alle 14 Tage 50 mg Depot oder Progynon forte Depot oder Cyren 25 bis
50 mg alle 14 Tage als Implantation oder 1—2 Honvantabletten 3mal täglich. Nach K. H. BAUER: anfangs täglich 5 mg Ovocyclin i. m. durch 10 Tage,
dann Progynon 1 Tablette zu 0,2 mg täglich. Nach BIBUS werden für einen
anhaltenden Erfolg täglich 4—6 mg oestrogene Substanz benötigt.

Eine einmal begonnene Hormonbehandlung soll neueren Erkenntnissen
zurfolge wegen der Gefahr neuerlichen Tumorwachstums nach Möglichkeit
nicht mehr abgebrochen werden. Ausnahmen stellen Komplikationen und
therapieresistente Patienten dar. Eine auf die Weise entstandene Tumor-
progrendienz erweist sich als besonders therapieresistent.

Komplikationen: Die durch eine Überdosierung entstandenen Schädigungen
manifestieren sich an endokrin stimulierten Organen (Hypophysenadenom,
Gynäkomastie). Auch Leberparenchymschädigungen können entstehen. Bei
Patienten mit Hochdruck und Durchblutungsstörungen des Herzens wird
vor hoher Cyrendosierung, wegen seiner konstriktorischen Wirkung, gewarnt. Häufig tritt bei bereits langdauernder Oestrogenmedikation eine Verminderung der Leistungsfähigkeit und Libido sowie Feminisierung ein. Psychische Veränderungen mit Depressionen werden beobachtet. Stärkere
Schmerzen in den Testes und Juckreiz im Anal- und Genitalbereich können
bei Beginn der Stoßtherapie auftreten. Eine vermehrte Ödembereitschaft
wird auf eine entwickelnde Nebennierenrindenhyperplasie und damit zu-
sammenhängende Natriumretention zurückgeführt.

Als Gradmesser des Behandlungseffektes dient das Verhalten der Phosphatasen, welche bei günstigem Ansprechen auf die Karzinomtherapie ein
typisches Verhalten zeigen. Die saure Phosphatase fällt erst nach 1—2
Wochen langsam zu normalen Werten ab. Die alkalische Phosphatase sinkt
bereits in den ersten Tagen ab, kann aber bei vorhandenen Knochenmetastasen als Ausdruck osteoplastischer Reparationsvorgänge durch einige
Wochen ansteigen um dann erst wieder allmählich auf Normalwerte abzu-
sinken.

Ergebnisse: Schnell eintretende Beschwerdefreiheit mit Besserung der Miktionsbeschwerden, Kalkeinlagerung und Festigung der Knochen bei osteolytischen Metastasen mit Wiederherstellung der Arbeitsfähigkeit des Patienten.

c) Weibliche Genitalkarzinome

Zur Hormonbehandlung von Uterus und Ovarialkarzinomen werden Androgene, bei Frauen im Senium seltener auch Oestrogene herangezogen. Die Behandlungserfolge sind besonders bei Vergleich mit den Ergebnissen der Hormontherapie des Mamma- und Prostatakarzinoms sehr bescheiden. Eine direkte Tumorbeeinflussung wird bezweifelt. Ein Palliativeffekt mit Verminderung der Schmerzen und Besserung des Allgemeinzustandes kann erwartet werden.

Die Dosierung sowie die Nebenwirkungen unterscheiden sich nicht wesentlich von der bisher angeführten Androgen- und Oestrogentherapie. Die Ansichten über die Oestrogenbehandlung sind geteilt, so daß neben kleinen Dosen auch massive Dosierungen mit 500—800 mg Oestradialbenzoat innerhalb von 2 Monaten gegeben werden. In diesem Falle ist mit dem Auftreten uteriner Blutungen zu rechnen.

5. Anabole Steroide

Anabolismus (Anabolie) bedeutet ein Überwiegen der Eiweißsynthese, somit eine Stoffwechsellage, die eine positive Stickstoffbilanz aufweist. Beim Katabolismus (Katabolie) überwiegen die Abbauvorgänge, so daß die Stickstoffbilanz negativ ist. Isobolie bezeichnet eine ausgeglichene Stoffwechselbilanz, wie sie normalerweise bei gesunden Patienten vor dem Senium vorliegt. Die in der Therapie zur Anwendung gelangenden anabolen Steroide, vielfach auch Anaboliten, anabole Hormone, Anabolien, Steroanabolika genannt, sind synthetische Steroidhormone, welche sich vom Testosteron und Methyltestosteron ableiten und als Kern die Cyclopentanoperhydrophenanthren-Struktur aufweisen (siehe Anhang). Bei allen diesen Verbindungen tritt die androgene Komponente gegenüber der anabolen weitgehend in den Hintergrund und ist bei manchen Präparaten praktisch bedeutungslos.

Die anabolen Steroide führen zu einer Retention von Stickstoff, was an der positiven N-Bilanz erkenntlich ist. Da außerdem entsprechend ihrem Vorkommen im Molekül Kalium, Phosphor und Schwefel retiniert werden, ist die Möglichkeit einer echten Neubildung von Eiweiß gegeben. Im Zusammenhang mit dem anabolen Effekt ist bei Erkrankungen des Skelettsystems eine gewisse kalziumretinierende Wirkung von Bedeutung. Diese Kalziumretention ist allerdings relativ gering, weshalb bei der Behandlung osteolytischer Prozesse in Analogie zur Behandlung einer als Folge einer Kortikoidtherapie eingetretenen Osteoporose Kalzium zugeführt werden muß, oder, falls es vertretbar ist, durch Kombination mit Oestrogenen eine höhere Kalziumretention anzustreben ist.

Unerwünschte Nebenerscheinungen sind kaum bekannt. Die Androgenwirkung ist bis zu zehnfach geringer, so daß der Androgeneffekt bedeutungslos wird. Wesentliche Störungen des Wasser- und Elektrolythaushaltes treten nicht ein. Infolge Natriumretention und Wasserretention ist besonders bei älteren Patienten eine Ödembildung und Blutdrucksteigerung möglich. Dieser Effekt soll von allen anabolen Steroiden mit Ausnahme des 17-Hydroxy-5-androstan-3-on (Stanolon, Dihydrotestosteron) hervorgerufen werden können. Leberschädigungen mit Ikterus sollen beobachtet worden sein, sind uns aber bei den üblicherweise angewandten Präparaten nicht bekannt. Bei hoher Dosierung und länger dauernder Anwendung kann es bei Frauen zu Virilisierungserscheinungen und Menstruationsanomalien kommen. Infolge Umbaues im Organismus zu Oestrogenen wird beim metastasierenden Mammakarzinom in manchen Fällen das Tumorwachstum beschleunigt, so daß damit bei osteolytischen Knochenmetastasen die Gefahr einer Hyperkalzämie gegeben ist.

Dosierung: Mit Einführung der Depotpräparate, welche im Hinblick auf fehlende Nebenerscheinungen bedenkenlos gegeben werden können, wurde die Therapie wesentlich vereinfacht. Einleitung der Behandlung mit 1 Ampulle in 8—14tägigem Intervall. Als Dauermedikation 1 Injektion alle 3—4 Wochen.

Ergebnisse: Besserung des körperlichen und damit auch psychischen Zustandbildes. Ein direkter Einfluß auf das Tumorwachstum ist weder beim metastasierenden Mammakarzinom noch bei anderen Tumoren erwiesen. Bei der Behandlung ossärer Metastasen wird auch bei anabolen Steroiden die kontinuierliche Kontrolle des Serumkalziumspiegels, der Aktivität der alkalischen Phosphatase im Serum und der Kalziumausscheidung im Harn erforderlich.

6. Behandlung mit Nebennierenrindenhormonen

Die Nebennierenrindenhormone, von welchen das Aldosteron, Kortikosteron und 17-Oxykortikosteron die wichtigsten sind, enthalten ebenso wie die Hormone der männlichen und weiblichen Keimdrüsen den Sterinring als Grundsubstanz. Besondere Bedeutung haben die Dehydroderivate des Kortisons bzw. des Hydrokortisons, das Prednison und Prednisolon, gewonnen. Ihre Wirksamkeit übertrifft die des Kortisons um ein vielfaches, hingegen ist die störende Beeinflussung des Mineralhaushaltes verringert. Im Gegensatz zur Therapie mit Geschlechtshormonen ist die Kortikosteroidtherapie, wenn man von der Behandlung mit subtoxischen Dosen absieht, nicht direkt gegen die Krebszelle gerichtet, sondern wirkt über den Gesamtorganismus euphorisierend, antitoxisch, antiphlogistisch und insbesondere analgetisch. Die Hämopoese des Knochenmarkes wird angeregt. Entsprechend ihren Eigenschaften und ihrer Wirkung ergeben sich für die Kortikosteroide drei Indikationen:

1. unterstützende Medikation bei gleichzeitig erfolgender zytostatischer Behandlung oder Strahlenbehandlung,
2. unterstützende Medikation bei terminalen Zustandsbildern,
3. Durchführung einer chemischen Adrenalektomie, bei inoperablen Krebskranken mit hormonabhängigen Tumoren, deren Allgemeinzustand eine operative Adrenalektomie verbietet. Sie führt zu gleichen Ergebnissen bei geringerem Risiko.

Dosierung: 5—20 mg täglich als unterstützende Therapie bei gleichzeitiger Strahlenbehandlung oder zytostatischer Therapie.

Die fortlaufende Gabe von Kortikosteroiden wird bei Mamma- und Prostatakarzinomen (hormonabhängigen Tumoren) zur Durchführung der unblutigen Adrenalektomie verwendet und soll nach GERHARTZ bis zum Tode fortgesetzt werden. Die reichliche Gabe von Kortison behindert die ACTH-Bildung der Hypophyse, was wieder eine Unterdrückung der von der Nebennierenrinde ausgehenden Ausschüttung von androgenen und oestrogenen Steroiden zur Folge hat. Für die chemische Adrenalektomie empfiehlt MARTZ 20—60 mg Prednisolon pro Tag. Diese Behandlungsmethode gleichzeitig mit Oestrogengaben soll auch bei therapieresistenten Prostatakarzinomen erfolgreich sein. Mittlere Dosen von 20—40 mg täglich werden auch bei fortgeschrittenen, im Finalstadium befindlichen Zustandsbildern verwendet. Hohe subtoxische Dosen von 200 mg täglich und mehr dienen als kurzzeitige Vorbereitung für eine geplante zytostatische Therapie, werden aber im Hinblick auf die möglichen Komplikationen zweckmäßig der Klinik vorbehalten.

Komplikationen: Längere Anwendung von Kortison hemmt die zellulären und mesenchymalen Abwehrreaktionen und somit die Tumorresistenz des Organismus. Bei hoher Dosierung treten Störungen des Elektrolythaushaltes und Maskierung von Entzündungen mit erhöhter Infektionsgefahr ein. Magen-Darmblutungen, Steroiddiabetes, Leberparenchymschädigungen und Cushingsyndrome liegen im Bereiche der Möglichkeit. Bei längerer Kortikosteroidtherapie ist die Gabe von Antibioticis als Infektionsschutz erforderlich.

Wirkung: Eine direkte Tumorbeeinflussung ist, abgesehen von subtoxischen Dosen, nicht anzunehmen. Schmerzminderung und Besserung der Stimmungslage ist besonders bei infausten Zustandsbildern und im Finalstadium zu erwarten.

Anhang: *Hormone*

1. Androgene:

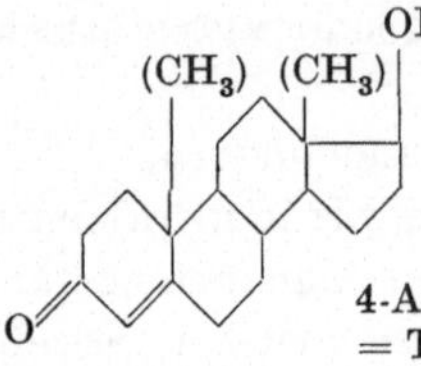

17α-Methyltestosteron

Grundsubstanzen

4-Andro-17β-ol-3-on
= Testosteron

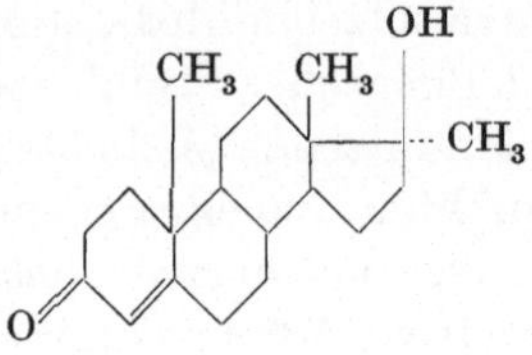

Chemische Bezeichnung	Präparat	Erzeuger
Methyltestosteron	Testosid	C. F. Böhringer
Testosteronpropionat	Testosid	C. F. Böhringer
Testosteroncaprinoylacetat +		
Testosteronpropionat	Testosid- Depot	C. F. Böhringer
Methyltestosteron	Perandren	Ciba
Testosteronpropionat	Perandren	Ciba
Fluoxymesteron	Ulandren	Ciba
Methyltestosteron	Androtesten	Organon
Testosteronpropionat	Androteston ölig	Organon
Testosteronphenylpropionat	Androteston P. P. ölig	Organon
Testosteronpropionat +	Sustanon „100" ölig	Organon
Testosteronphenyl-propionat +		
Testosteronisocapronat	Sustanon „250" ölig	Organon
Testosteron-cyclopentylpropionat	Depovirin ölig	Höchst
Methyltestosteron	Testoviron	Schering
Testosteronpropionat	Testoviron	Schering
Testosteron als Oenanth u.	Testoviron	Schering
Propionsäureester	Depot	

2. Östrogene:

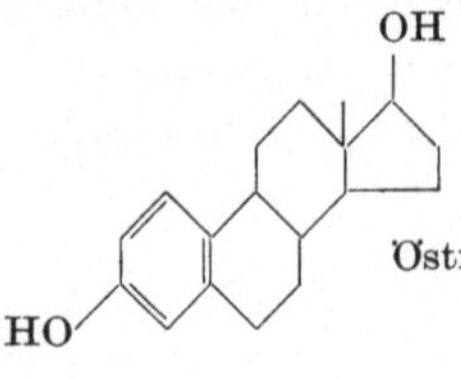

Grundsubstanz

Östradiol-17

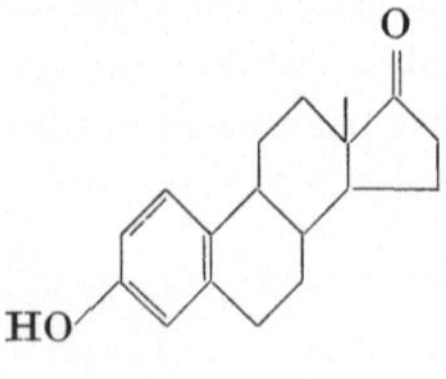

Östron

Chemische Bezeichnung	Präparat	Erzeuger
Äthinylöstradiol	Progynon C	Schering
Äthinylöstradiol	Progynon M	Schering
Östradiolvalerianat	Progynon Depot	Schering
Östradiol	Progynon	Schering
Äthinylöstradiol	Norma-Oestren	Norma
Äthinylöstradiol	Oestro-Flexiole	Dr. Mann
17-Methylöstradiol	Follikosid	C. F. Böhringer
Östradiolbutyrylacetat	Follikosid	C. F. Böhringer
Östradiol	Ovocyclin	Ciba
Östradiolmonobenzoat, Mikrokristalle	Ovocyclin M	Ciba
Östradioldipropionat	Ovocyclin	Ciba
Östradiol	Menoform	Organon
Östradiolbenzoat	Menoform	Organon
Östriol	Ovestin	Organon
Cyclopentylpropionsäureester des 17-β	Depofemin	Höchst
Östriol	Dienol	
Polyöstradiol-Phosphat	Estradurin	A. B. Leo

3. Künstliche (synthetische) Hormone und östrogenwirksame Substanzen:

Diaethylstilboestrol   Grundsubstanz

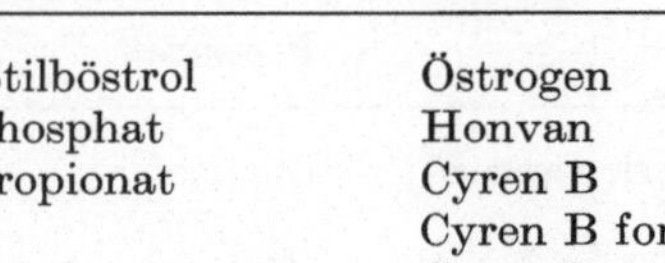

$$HO{-}\langle\rangle{-}\underset{\underset{C_2H_5}{|}}{\overset{\overset{C_2H_5}{|}}{C}} = C{-}\langle\rangle{-}OH$$

Chemische Bezeichnung	Präparat	Hersteller
Diäthyldioxystilben = Stilböstrol	Östrogen	Holzinger
Diäthyldioxystilbendiphosphat	Honvan	Asta
Diäthyldioxystilbendipropionat	Cyren B	Bayer
	Cyren B forte	Bayer
	Cyren S	Bayer
Dimethyläther des Diäthyldioxystilben	Depot Cyren	Bayer
Diäthyldioxystilben (Implantat)	Cyren A	Bayer
Diäthyldioxystilben	Östrogen-Tropfen	Merk
Dimethoxy-diäthylstilben	Depot-Oestromon	Merk
Dienöstrol-diacetat	Farmacyrol	Farmaryn
Dienöstrol-diacetat	Farmacyrol forte	Farmaryn

Chemische Bezeichnung	Präparat	Hersteller
Dienöstrol-diacetat	Farmacyrol fortissimum	Farmaryn
Dienöstrol-diacetat in Spirit. aeth.	Farmacyrol liquidum	Farmaryn
Dienöstrol-diacetat	Oestroral	Kali-Chemie
Dienöstrol-diacetat	Oestroral forte	Kali-Chemie
Dienöstrol	Oestroral liquidum	Kali-Chemie

4. Steroide:

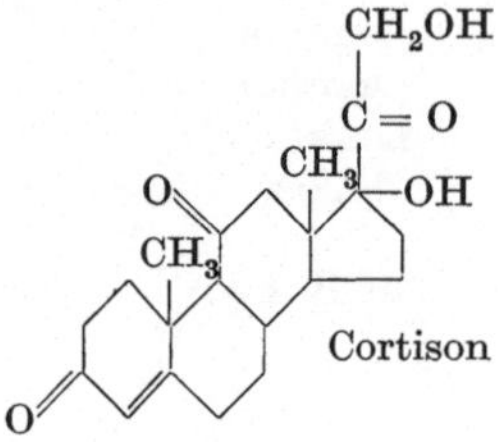

Ausgangsprodukte Grundsubstanzen

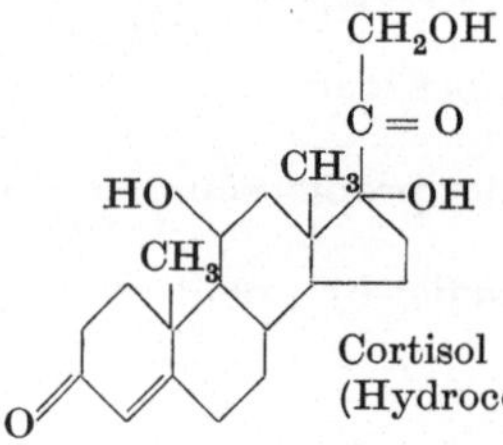

Cortison

Cortisol (Hydrocortison)

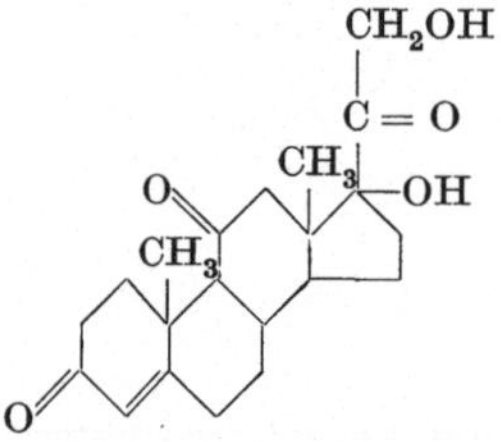

Prednison (Dehydrocortison)

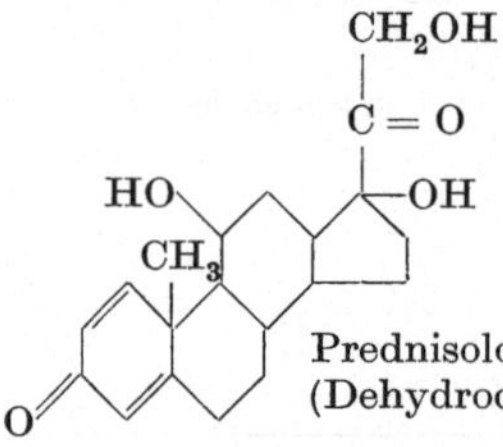

Prednisolon (Dehydrocortisol)

Chemische Bezeichnung	Präparat	Hersteller
17-Hydroxy-11-dehydrocorticosteron-acetat	Cortison	Ciba
17-Hydroxy-11-dehydro-corticosteronacetat	Cortison	Höchst
17-Hydroxy-11-dehydro-corticosteronacetat	Adreson	Organon
Cortisonestergemisch in Fettsäure gelöst	Scheroson-Depot	Schering
17-Hydroxycorticosteron	Hydrocortison	Höchst
17-Hydroxycorticosteronacetat	Ficortril	Pfizer
17-Hydroxycorticosteronacetat	Hydro-Adreson	Organon
17-Hydroxycorticosteronacetat	Hydrocortison	Ciba

Chemische Bezeichnung	Präparat	Hersteller
Dehydrocortison (Prednison)	Prednison	Sanhelios
Dehydrocortison (Prednison)	Prednison	Ferring
Dehydrocortison (Prednison)	Ultracorten	Ciba
Dehydrocortison (Prednison)	Hostacortin	Höchst
Dehydrocortison (Prednison)	Decortin	Merk
Dehydrocortison (Prednison)	Di-Adresan	Organon
Dehydrocortison (Prednison)	Cortidelt	Roussel-Pharma
Dehydrocortisol (Prednisolon)	Prednisolon	Sanhelios
Dehydrocortisol (Prednisolon)	Ultracorten-H	Ciba
Dehydrocortisol (Prednisolon)	Hostacortin-H	Höchst
Dehydrocortisol (Prednisolon)	Decortin-H	Merk
Dehydrocortisol (Prednisolon)	Di-Adreson F	Organon
Dehydrocortisol (Prednisolon)	Deltacortril	Pfizer
Dehydrocortisol (Prednisolon)	Scherisolon	Schering
Dehydrocortisol (Prednisolon)	Prednisolon	Ferring
Prednisolon-21-trimethylacetat	Ultracortenol	Ciba
Prednisolonacetat	Hydrocortidelt	Roussel-Pharma
Dexamethason (als Acetat)	Dexa-Cortidelt	Roussel-Pharma
Dexamethason-Phosphat	Decadron-Phosphat	Merk, USA Pharma-Stern
Dexamethason Sol. aquosa	Oradexon	Organon

Ein Großteil der hier angeführten Präparate ist zur peroralen, intramuskulären Verwendung sowie als Kristallsuspension im Handel.

Chemische Bezeichnung	Präparat	Hersteller
9 a-Fluor-16 α-hydroxy Prednisolon (Triamcinolon)	Delphicort	Lederle
9 a-Fluor-16 α-hydroxy Prednisolon (Triamcinolon)	Volon	Squibb, USA v. Heyden
6-Methylprednisolon	Urbason	Höchst
6-Methylprednisolon	Decortilen	Merk
9 a-Fluor-16 α-methylprednisolon (Dexamethason, Hexadecadrol)	Decadron	Merk, USA
9 a-Fluor-16 α-methylprednisolon (Dexamethason, Hexadecadrol)	Dexa-Scheroson	Schering
9 a-Fluor-16 α-methylprednisolon (Dexamethason, Hexadecadrol)	Dexamethason	Ferring
9 a-Fluor-16 α-methylprednisolon (Dexamethason, Hexadecadrol)	Dexa-Dabroson	Dabrowski
9 a-Fluor-16 α-methylprednisolon (Dexamethason, Hexadecadrol)	Fortecortin	Merk
9 a-Fluor-16 α-methylprednisolon (Dexamethason, Hexadecadrol)	Millicorten	Ciba

5. Anhang: Anabole Steroide:

Grundsubstanzen

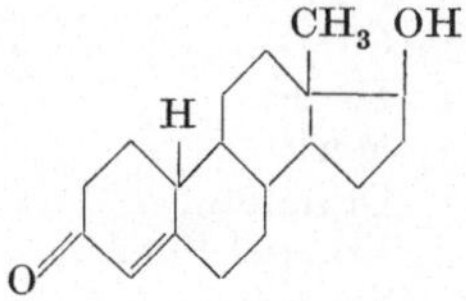

CH$_3$ OH   CH$_3$ OH   CH$_3$ OH

H   CH$_3$ CH$_3$ ----CH$_3$

19-Nor-Testosteron   4 Androsten-17β-ol-3-on   17α-Methyltestosteron
Norandrostendon   Testosteron
Nandrolon

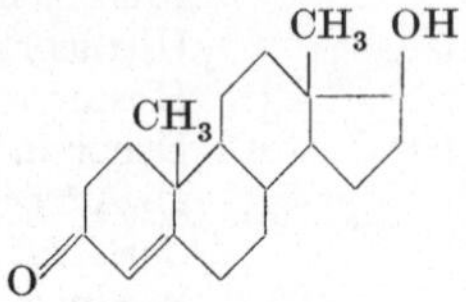

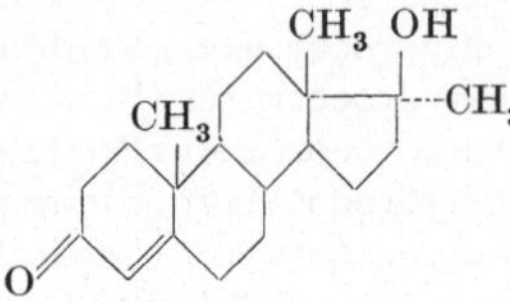

Chemische Bezeichnung	Präparat	Hersteller
19-Nor-Testosteronphenylpropionat = Nandrolonphenylpropionat	Durabolin	Organon
19-Nor-Testosterondecanoat = Nandrolondecanoat	Deca-Durabolin	Organon
17α-Äthyl-19-nor-4-androsten -17β-ol = Äthyloestrenol	Durabolin-O	Organon
17-β-Hydroxy-17-α-methylandrostan -(3, 2,-c)-isoxazolum	Androxan	Leo, Schweden
17α-Äthyl-19-nor-Testosteron = Äthyloestrenolon = Noräthandrolon	Nilevar	Searle, USA
1-Methyl-1-androsten-13β-ol- -17β-acetat = Methenoloracetat	Primobolan	Schering
1-Methyl-1-androsten-17β-ol-3-on- -17β-acetat = Methenolon	Primobolan	Schering
-17β-önanthat = Methenolonönanthat	Primobolan-Depot	Schering
Androstan-17β-ol-3-on = Androstanolon = Dehydrotestosteron	Anaboleen	Bad. Arznei-mittelgesellschaft
Androstan-17β-ol-3-on = = Androstanolon = Dehydrotestosteron	Anabolex	Lloyd-Hamel, London
4-Chlor-17β-hydroxy-androst-4-en- -3-on-17β-acetat = Chlortestosteron	Steranabol	Farmitalia, Italien
2-Hydroxymethylen-17α-methylandro-stanolon = Oxymetholon	Adroyd Anapolon	Parke-Davis, USA Imperial Chem. Industries, England
4-Hydroxy-17α-methyl-testosteron = (Oxymesteron)	Oranabol	Farmitalia, Italien
17-Hydroxy-17-methyl- -androstanpyrazol = Androstanazol	Stromba	Winthrop, Frankfurt a. M.
	Winstrol	Winthrop, USA
17α-Methyl-17β-hydroxy-androsta- -1,4-dien-3-on = Methandrostenolon	Dianabol	Ciba, Basel

Chemische Bezeichnung	Präparat	Hersteller
17α-Methyl-11-β, 17β-di-hydroxy -9α-Fluor-androst-4-en-3-on = Fluoxymesteron	Ultandren Halotestin	Ciba, Basel Upjohn, USA
17α-Methyl-androst-5-en-3β, 17β-diol = Methandriol	Notandron	Boehringer, Mannheim
17-Methyl-androst-5-en-3β 17β-diol-17β-oenanthoylacetat	Notandron- Depot	Boehringer, Mannheim
2-Hydroxymethylen-17α-methyl- androstanolon = Oxymetholon	Protanabol	Syntex-Recordati, Mailand
19-nor-Testosteron-hexahydrobenzoat = Naudrolonhexahydrobenzoat	Norlongandron	Ferring
17-Methyl-17β-hydroxy-5α- -androstan-(3,2-c)-isoxazol = Androisoxazol	Neo-ponden	Inst. Farmacologica Serono, Italien
19-nor-Testosteron-17β-propionat	Norybol	Inst. Farmacologica Serono, Italien

7. Die Leberschutztherapie

Die zentrale Stellung der Leber im Stoffwechselgeschehen und ihre Aufgabe als entgiftendes Organ machen die Leberschutztherapie zu einem besonders wichtigen Punkt der Allgemeinbehandlung. In besonderem Maße gilt dies bei Durchführung einer Strahlenbehandlung, da deren chronische Stresswirkung sowie die toxischen Zerfallsprodukte des Tumors eine vermehrte Belastung der Leber bewirken. In ähnlichem Ausmaß stellt auch die zytostatische Therapie eine Leberbelastung dar. Außerdem werden direkte Zusammenhänge zwischen Leberfunktion und Geschwulstwachstum angenommen, so daß der weitere Krankheitsverlauf eines Krebskranken unter anderem auch von einer guten Leberfunktion abhängig ist. Die Leberschutztherapie kann prinzipiell zwei Wege beschreiten:

1. Entlastung der Leber durch rasche Entfernung der toxischen Substanzen aus dem Organismus,
2. Zufuhr von Stoffen, die für den Leberstoffwechsel von Bedeutung sind und die entgiftende Funktion der Leber unterstützen, wozu auch die später noch zu erörternde Ernährungsform der Krebskranken gehört.

Die Entgiftung des Organismus in Form einer Ausschwemmung der toxischen Stoffwechselprodukte gelingt am besten mittels Infusionen, für welche sich nach eigenen Erfahrungen das Periston N (Bayer) besonders bewährt hat. Dieses als Kollidon bezeichnete Kolloid bietet die Möglichkeit,

toxisch wirkende Substanzen selbst dann, wenn sie nicht nierenfähig oder
an Bluteiweiß gebunden sind, auszuschwemmen. Es gestattet gleichsam die
Durchführung einer Blut- und Gewebswäsche.

Die Entgiftung toxischer Substanzen in der Leber erfolgt durch Oxydation oder Paarung mit Stoffwechselprodukten und Ausscheidung der un-
giftigen Substanzen mit dem Stuhl oder Urin. Die beste Leberfunktion ist
bei gefüllten Kohlehydrat- und Eiweißspeichern zu erwarten. Da Schwefel
für die Entgiftung durch Paarung erforderlich ist, sind schwefelhaltige
Aminosäuren besonders wirksam, weshalb auch Methionin, Cystin und andere Aminosäureverbindungen in die Leberschutztherapie Eingang gefunden
haben. Bereits 1913 wurde von WERNER das Cholin zur Krebsbehandlung
herangezogen. Cholin, eine Vorstufe des Acetylcholins, wirkt durch Methylierung entgiftend und ist daher für den Leberstoffwechsel von Bedeutung.
Es soll sogar eine gewisse Tumoraffinität besitzen. Für die Medikation steht
eine große Zahl von Medikamenten zur Verfügung, in denen die leberschüt-
zende Wirkung gewisser Stoffe, z.B. des Nikotinsäureamids der Vitamin-B-
Gruppe oder des Methionins mit der des Cholins, vereint werden.

Eine andere günstige Kombination stellen Mischpräparate von Leber-
hydrolysaten mit essentiellen Aminosäuren dar.

Die Anreicherung mit Kohlehydraten erfolgt zweckmäßig mit Laevulose. Die parenterale Gabe von Traubenzucker wird wegen der Beeinflussung
des Blutzuckerspiegels, der oft beobachteten Verschlechterung des Zustandsbildes und der häufig dabei auftretenden Inappetenzerscheinungen, Magen-
Darmstörungen und Thrombosebereitschaft nicht empfohlen.

Für die Durchführung einer antioestrogenen Behandlung ist eine intakte
Leberfunktion von besonderer Bedeutung, da der Abbau der Oestrogene von
einer intakten Leberfunktion abhängig ist.

Einige Präparate:

Periston-N-Infusionsflaschen (Bayer)
Laevocholin-Sirup (Laevosan-Gesellschaft)
Laevosal-Sirup (Laevosan-Gesellschaft)
Laevosan Infusionsampullen (Laevosan-Gesellschaft)
Laevohepan Dragees (Laevosan-Gesellschaft)
Bilamid-Cholin (Cilag)
Litrison (Hoffmann La Roche)
Cholinchlorid-Ebewe-Ampullen (Bertalauffy)
Cholin-Lösung 20%ig Salvia (Salvia)
Prohepar Bohnen (Nordmark)
Isohepar Amp. Sirup (Werfft-Chemie)
Cystein Dragees (Leopold)
Cystocholin (Mulli)
Amino-Mel-Infusion (Leopold, Salvia)
Endonal (Merk)

8. Cancer apertus und lokale Strahlenreaktion

Cancer apertus sowie lokale Strahlenreaktion bedürfen nicht allein wegen der mit ihnen verbundenen schmerzhaften und zusätzlichen Belastung der Patienten einer ausreichenden Behandlung, sondern auch deshalb, weil sachgemäß durchgeführte Wund- und Hautpflege einen normalen Heilvorgang gewährleistet und damit die Voraussetzung für weitere Strahlenbehandlung geschaffen wird.

Abgesehen von den Beschwerden, die das expansive Wachstum des Tumors und die peritumorösen Entzündungsvorgänge verursachen, werden die mit einem fötiden Geruch verbundenen, nekrotisierend-jauchenden Veränderungen an der Tumoroberfläche als besonders quälend empfunden. Aus dem angeführten Lokalbefund ergeben sich Aufgaben und Ziel der Lokalbehandlung:

1. Karzinolyse und Nekrolyse,
2. Desodorisierung,
3. Desinfektion,
4. Analgetisierung,
5. Anregung und Unterstützung der Reparation bis zur Wundheilung und Narbenbildung.

Für die Durchführung der Behandlung gelten im allgemeinen chirurgische Richtlinien. Eine rasche Reinigung nekrotisierender und jauchender Tumoren wird, abgesehen von Spülungen mit Wasserstoffsuperoxyd, Rivanol, Kamillentee, Kaliumpermanganat, Borsäurelösungen und sogar Honigwasser, durch Verwendung von trypsinhaltigen Fermentpräparaten, z. B. Tripure-Novo (Novo-Industrie, Chemomedica), oder Kombinationspräparaten, wie z. B. Fibrolansalbe, erzielt. Fibrolansalbe (Parke-Davis) enthält die proteolytischen Fermente Fibrolysin und Desoxyribonuclease.

Um die Heiltendenz nach Abstoßung der Nekrosen und Reinigung der Wundfläche anzuregen, werden neben der normalen Wundbehandlung noch Präparate herangezogen, die einen besonders stimulierenden Effekt auf die reparativen und regenerativen Gewebsvorgänge erwarten lassen, z. B.:

Solcoseryl (Solca A.G.) bzw. Actihaemyl (Hormonchemie) als Salbe, Gelee und zur Injektion. Es handelt sich um ein eiweißfreies Kälberblutextrakt, dessen biologische Wirkung in der Erhöhung der Sauerstoffaufnahme im Gewebe gesehen wird.

Dianabol Créme (Ciba) beschleunigt auf Grund ihres anabolen Effektes die Heilreaktion des Gewebes.

Eine bemerkenswerte biologische Methode stellt die Behandlung exulzerierter stinkender und exophytisch wachsender Tumoren mittels Auflegen von Plazenta ohne Eihäute für ½ bis 1 Stunde oder Aufträufeln von frischgewonnener Frauenmilch oder Blut dar. Als Biotherapeutika werden von HERBERGER Substanzen bezeichnet, die größtenteils aus einer Phase höchster Mobilisation des gesunden und leistungsfähigen Organismus auf Grund physiologischer Naturvorgänge stammen, das heißt Sekrete oder Organe mit Wachstumspotenzen. Es handelt sich somit um körpereigene Substanzen, die dem Wachstum eines lebenden Organismus in physiologischen Hoch-Zeiten dienen und auch außerhalb ihrer Produktionsstätten ihre kinetische Energie entfalten. Solche Produkte enthält z. B. am reichlichsten der Körper einer gesunden Schwangeren.

Die Lokalbehandlung mit Biotherapeuticis soll der chemotherapeutischen Lokalbehandlung überlegen sein.

Die **Strahlenreaktion der Haut und der Schleimhäute** ist von der Strahlenqualität, der Strahlendosis sowie der individuell sehr verschiedenen medikamentös und mechanisch beeinflußbaren Reaktion des bestrahlten Gewebes abhängig. Sie steht unter anderem in engem Zusammenhang mit der Gewebsdurchblutung und tritt an verschiedenen Körperstellen mit unterschiedlicher Intensität auf.

Nach KÄRCHER, der sich in eingehender Weise mit der Hautreaktion und deren Behandlung beschäftigte, unterscheidet man:

1. die akute Strahlenreaktion oder Radiodermatitis hyperaemica sive erythematosa,
2. die Radiodermatitis bullosa sive excoriativa,
3. die Radiodermatitis necroticans sive ulcerosa,
4. die Radiodermatitis chronica sive cicatricans.

Mechanische Reize, wie scheuernde Kleidungsstücke, Hosenträger, Mieder, Büstenhalter und auch Verbandmaterial, wirken ebenso wie thermische Reize, z. B. Sonnenstrahlung, Blaulicht, Höhensonne, Heizkissen etc., oder chemische Reize, z. B. Jod, reaktionsverstärkend und können den gesamten Bestrahlungsplan gefährden bzw. sogar zu einem vorzeitigen Abbruch der Strahlenbehandlung führen.

Die Behandlung der Strahlenreaktion erfolgt:

1. durch eine Lokalbehandlung,
2. durch Beeinflussung der Reaktionslage des Gesamtorganismus auf internem Wege.

Die **Dermatitis erythematosa,** als normale Folgeerscheinung einer intensiven Strahlenbehandlung oberflächennaher Tumoren oder von Hauttumoren, ist schon wegen der zur Anwendung gelangenden weicheren Strahlenqualitäten und erstrebten Strahlenabsorption in der Haut und dem Unterhautgewebe nicht zu vermeiden. Die Behandlung beginnt zweckmäßig bereits mit dem Beginn der Strahlenbehandlung. Die Puderbehandlung, wie sie von KOHLER, LEB und anderen bevorzugt wurde, hat nach Untersuchungsergebnissen von KÄRCHER berechtigten Vorzug. Wir selbst verwenden indifferentes Kinderpuder mit gutem Erfolg und empfehlen den Bestrahlungspatienten, die Bestrahlungsfelder mindestens 2 mal täglich einzustauben, wobei jegliche Reibung zu vermeiden ist. Bei stärkerem Juckreiz wird Zinkschüttelmixtur auf Glyzeringrundlage verordnet.

Es ist verständlich, daß auch zahlreiche Versuche mit Salbenbehandlung durchgeführt wurden. Der Vergleich zwischen Adeps suillus und Salben auf Lanolin- und Vaselinbasis zeigen, daß vor allem die Salbengrundlage eine besondere Rolle spielt, wie eben die besseren Ergebnisse nach Anwendung von Adeps suillus-Behandlung zeigen (KÄRCHER).

Um die Salbenwirkung zu verstärken, werden Sulfhydrylverbindungen enthaltende Salben (Methioninsalbe), Kortisonsalben und Kortisonspray, antihistaminhaltige oder vitaminhaltige Salben verwendet. Nach KÄRCHER ist sowohl die orale, parenterale als auch die lokale Anwendung von Nebennierenrinden-Steroiden nur bei Beginn der Strahlentherapie wirksam.

Die Behandlung der akuten Schleimhautreaktion erfordert bereits mehr Aufwand, da besonders im Bereiche der Mundschleimhäute, aber auch der Blase, des Rektums, die starke Strahlenreaktion den Allgemeinzustand des Patienten erheblich beeinflußt. Neben der lokalen Anwendung von Extrakten aus Schafgarbe und Kamille (Azulon, Homburg), Kamillosan (Homburg), oder von pantothensäurehaltigen Präparaten als Spülungen, Inhalationen oder Instillationen, werden unter anderem Mischungen von Vitamin B, Vitamin C und Vitamin K, zur Behandlung herangezogen, ebenso wie Vitamin-A-Stöße, Solcoseryl (Actihaemyl) Injektionskuren, Kortisone oral und parenteral.

Die **Radiodermatitis bullosa sive excoriativa** führt bereits zu einer Narbenbildung, deren Ausmaß von der erfolgten Behandlung abhängig ist. Farbstoffpinselungen nach KÄRCHER, Umschläge mit indifferenten, antiphlogistischen Lösungen bewirken Schmerzlinderung, Entzündungshemmung und Sekretableitung. Die Salbenbehandlung soll erst nach Abklingen der exsudativen Erscheinungen zur Anwendung gelangen. Azulonsalbe (Homburg), Chomelansalbe (OWG-Chemie), Strahlensalbe Trommsdorff (Trommsdorff, Aachen), Badional-Gel (Bayer), Bepanthensalbe (Roche), Pentavitolsalbe (Lannacherwerke) sind einige der allgemein zur Anwendung gelangenden Externa.

Die **Radiodermatitis necroticans sive ulcerosa** ist die Folgeerscheinung einer Hautüberbelastung und somit auch eine chronische bzw. endgültige Hautschädigung. Diese Schädigung verursacht nicht allein die direkte strahlenbedingte Zellzerstörung, sondern auch eine trophische Gewebsschädigung, die sich aus strahlenbedingten Gefäß- und Nervengewebsschädigungen ergibt. Gerade beim inoperablen Krebskranken, der immer wieder strahlentherapeutischen Behandlungsversuchen unterworfen wird, ist mit dem Auftreten eines Strahlenulcus zu rechnen, wenn auch der Großteil der Patienten dasselbe nicht mehr erlebt.

Wenn die Behandlung mit den bereits angeführten Fermentpräparaten [Tripure-Nova, Fibrolan, Varidase (Lederle) — ein Streptokinasepräparat zur oralen Applikation] so wie die sonst üblichen Lokal- und Allgemeinbehandlungsmethoden nicht erfolgversprechend scheinen, ist die plastisch-chirurgische Behandlung zweckmäßiger und vielfach der einzige Weg, um eine lokale Sanierung zu erzielen.

Die **Radiodermatitis chronica sive cicatricans** bedarf an sich keiner Behandlung. Sie stellt einen Endzustand dar. Neuerliche Hautbelastung oder Verletzung sind tunlichst zu vermeiden.

Von besonderer Bedeutung ist die Beurteilung der Strahlenreaktion. Wenn der natürliche Ablauf der Strahlenreaktion als Röntgenverbrennung bezeichnet und der Patient außerdem noch in diesem Sinne informiert wird, so ist die Durchführung einer ordnungsgemäßen Strahlenbehandlung außerordentlich gefährdet und auch das erforderliche Vertrauen und der Kontakt zwischen Arzt und Patient empfindlich gestört. Nicht zuletzt wird der Patient zu unberechtigten und daher erfolglosen Regreßansprüchen verleitet.

9. Die Ernährung

Die Frage einer zweckmäßigen Ernährung ist wie bei allen Schwerkranken auch bei Krebskranken ein wesentlicher Behandlungspunkt. Dementsprechend finden sich auch sehr unterschiedliche Ansichten über eine bestimmte Kostform oder vorteilhafte Anwendung einer sogenannten Krebsdiät.

FISCHER WASELS empfiehlt Vermeidung von Überernährung, kochsalz- und wasserarme, cholesterin- und alkaliarme Kost und betont die Notwendigkeit einer stärkeren Ansäuerung des Organismus. AULER lehnt eine Schondiät ab, würzt reichlich und legt auf Rohfleisch und Frischgemüsepreßsäfte besonderen Wert. GERSON entzieht radikal Fette und Eiweiß und gibt hohe Dosen Kalium. SALZBORN reduziert die Kalorienzufuhr weitgehendst und zwar um so stärker, je schlechter der Allgemeinzustand der Krebskranken ist. Er steht auf dem Standpunkt, daß Nahrungsentzug das Krebswachstum hemmen kann, so wie es auch von CAPARINI, LEVIN u. a. beobachtet wurde. FREUND ersetzt tierische Fette durch kalt gepreßte Pflanzenöle, schränkt die Kohlehydrate ein und empfiehlt eine kalorisch ausreichende Ernährung. Auch HERBERGER ist gegen eine überreichliche Kost, welche 2.000 Kalorien nicht überschreiten sollte. Der tägliche Fleischbedarf von 60 bis 80 g wird zweckmäßig durch Milch, Quark, Käse gedeckt; der Fettbedarf ist mit 30 bis 50 g angegeben, wobei kaltgepreßte Öle und Fette mit hochungesättigten Fettsäuren berücksichtigt werden müssen. An Kohlehydraten sollen 200 g in Form von Obst, Gemüse und Vollkornbrot gegeben werden. HERBERGER verweist mit Recht auf die biologische Bedeutung einer vitaminreichen, gemüsereichen und natürlichen Kost. KRETZ spricht von krebsfeindlicher Diät, lehnt jede Überernährung ab und empfiehlt die Einschränkung von Kohlehydraten, besonders von Zucker, aber auch von Eiweiß und Fetten sowie Verwendung von kaltgepreßten, naturbelassenen Pflanzenölen an Stelle von tierischen Fetten, außerdem die Deckung des notwendigen Vitaminbedarfes durch tägliche Einnahme von Rohkostspeisen. Die von RIES empfohlene Ernährungsform stimmt mit den Ansichten von KRETZ weitgehend überein. Zeitweises Fasten in Form einer strengen Saftfastenkur oder in milderer Form als Morgenfasten soll das erstrebte Ziel der diätetischen Behandlung, nämlich die Beseitigung krankhafter Stoffwechselstörungen, erreichen helfen.

Wenn einerseits festgestellt wurde, daß Unterernährung das Krebswachstum hemmt, so muß doch erwähnt werden, daß andererseits PULVERMACHER und KIRCHHOFF bei sozial besser gestellten, damit auch ernährungsmäßig besser gestellten Patienten eine Verminderung der Krebsrate gegenüber den unter schlechten Umweltbedingungen lebenden Patienten feststellen konnten.

Einen wesentlichen Faktor jeder Krebsdiät sehen MEYTHALER und HÄNDEL allein schon in der Umstellung der Ernährung der Krebskranken.

K. H. BAUER wendet sich in Ablehnung der Theorie einer Allgemeinerkrankung des Krebses und entsprechend seiner Mutationstheorie der Krebsentstehung unter Hinweis auf die Zwillingsforschung gegen eine physiologische, nicht oder nur unzureichend begründete Ernährungsweise. Er sieht das Schwergewicht der Diät beim Krebsproblem in der Vermeidung von Krebsursachen in der Nahrung, also vornehmlich in der Krebsverhütung.

Die vorangegangenen Ausführungen bestätigen bereits die Tatsache, daß es eine Diät oder Kostform, welche speziell gegen den Krebs gerichtet, das heißt eine spezielle Krebsheilkost, nicht gibt. Es besteht daher die Notwendigkeit, eine Kostform zu finden, welche die natürlichen Widerstandskräfte des Organismus unterstützt, den Körper vor Überbeanspruchung und Anhäufung von Stoffwechselschlacken schützt, die Eubakterie des Darmes begünstigt und sowohl auf jeder Krankenstation als auch außerhalb des Krankenhauses durchführbar ist. Unter besonderer Berücksichtigung der Leber als entgiftendes Organ sehen wir in der Durchführung einer *Leberschonkost* die Möglichkeit, mit einem Minimum an Belastung für den Patienten ein Maximum an Nähreffekt zu erzielen. Die mit HALDEN ausgearbeiteten Vorschläge für die Durchführung einer Leberschonkost bieten die Möglichkeit, dem jeweiligen Zustandsbild des Patienten sowie allen Geschmacksrichtungen gerecht zu werden, wobei außerdem noch den bei älteren Patienten häufig vorliegenden Resorptionsstörungen Rechnung getragen werden kann.

Vorschläge für die Durchführung einer Leberschonkost

Eiweiß: pro kg Körpergewicht sollen täglich mindestens 1,5 g Eiweiß verabreicht werden. In erster Linie kommen hierfür folgende Eiweißquellen in Betracht: Milcheiweiß in Form von Sauermilch, Topfen, Gervais-Frischkäse. Fleischeiweiß nur von zartem, mageren Fleisch (Kalb, Huhn, weiches Rindfleisch, Lamm-Kotelett). Fisch, jedoch nur die mageren Arten wie Fogosch, Forelle, Lachs, Goldbarsch, Steinbutt, Kabeljau, Seezunge usw., Eier nach Verträglichkeit, jedoch höchstens 2 Eier in der Woche.

Fett: keine tierischen Depotfette, bevorzugt werden kleine Mengen Butter und besonders kaltgepreßte pflanzliche Öle mit ihrem Gehalt an Vitamin E und mehrfach ungesättigten sogenannten essentiellen Fettsäuren (Vitamin F), die in hohem Maße im Maisöl und Weizenkeimöl enthalten sind. In weiterem Abstand folgen Olivenöl und geeignete Samenöle (Sonnenblume, Kürbis).

Kohlehydrate: nach Möglichkeit Produkte aus dem vollen Getreidekorn, da in ihnen sämtliche zur Verwertung der Stärke und des Eiweißanteiles des Kornes erforderlichen Vitamine und Mineralstoffe (mit Spurenelementen) enthalten sind. Im besonderen sind zu empfehlen: Hafernährmittel (Flocken, Mark), Knäckebrot (das in Suppe oder milchhaltigen Getränken schnell erweicht), Vollkorngrobbrot bester Qualität, z. B. Steinmetz, Kneippbrot usw. Selbstverständlich können auch gelegentlich Weißmehlprodukte sowie Reis verabreicht werden, wenn durch Zulage von Vitaminpräparaten eine auch im übrigen wohl ausgeglichene Ernährung gewährleistet ist. An Stelle von Dextrose soll besser Honig, Laevulose verwendet werden.

Zur zweckmäßigen Verwertung der Gesamtnahrung sind noch weitere natürliche Wirkstoffquellen nötig, unter denen Gemüse und Obst besondere Bedeutung besitzen.

Gemüse: die zarten Gemüse (Spinat, Kochsalat, zarte grüne Bohnen,Fenchel, Spargel, Karotten, Tomaten, Chinakohl) sind vorzuziehen. Für die Bereitung hochwertiger Suppen kommen vor allem in Betracht Sellerie, Petersilienwurzeln, Karotten, die mit Kartoffeln eine schmackhafte Nahrung ergeben. Für kaubehinderte Patienten läßt sich aus den Gemüsearten und Kartoffeln Gemüsepüree herstellen. Hier soll noch bemerkt werden, daß sich zur Aufwertung von Haferflockensuppen Wurzelgemüse bestens eignen, wobei die im Gemüse vorhandenen Wirkstoffe die im Getreidekorn enthaltenen vorteilhaft ergänzen. Die meisten Patienten essen Suppen mit dem würzigen Geschmack der Wurzelgemüse gern, ebenso wie das gedünstete Gemüse dem eingebrannten vorgezogen wird. Die Gemüse werden ohne Einbrenne in wenig Butter gedünstet. Die Scheu vor konserviertem Gemüse ist nur dann berechtigt, wenn hierfür künstliche Farbstoffe im Konservierungsmittel verwendet wurden. Zarte kalte Gemüse, mit saurem Rahm übergossen, schmekken ausgezeichnet. In ähnlicher Weise eignen sich auch andere Gemüsearten zur Kombination mit saurem Rahm oder zur Bereitung von erfrischenden Salaten mit einem der oben genannten kaltgepreßten Öle. Gemüsesäfte aus Karotten, Sellerie oder roten Rüben werden als frisch gepreßter Saft mit oder ohne einige Tropfen Zitronensaft vor den Mahlzeiten gerne genommen.

Obst: zur Aufbereitung jedes Kostplanes sind auch die heimischen Obstarten von hoher gesundheitlicher Bedeutung. Eine hervorragende Kombination bildet die innige Vermischung von feingewürztem Apfelmus mit Vollmilch und etwas Schlagrahm. Außerdem gibt es eine große Zahl von Milchfruchtgemischen, welche als hochwertige Getränke den Speisezettel beleben und Erfrischungen von besonderem Wohlgeschmack darstellen. Sie sollten an Stelle von Süßigkeiten öfter angeboten werden. Da sie auch appetitanregend wirken, sind sie für die Bekämpfung der durch die Strahlenintoxikation bedingten Inappetenz von Bedeutung.

Unter Berücksichtigung der angeführten diätetischen Empfehlungen lassen sich kostspielige Vitaminpräparate zum Teil ersparen. Eine dem Sonderfall angepaßte Diätpraxis hat den weiteren großen Vorteil, daß hierdurch alle lebenswichtigen Nähr- und Wirkstoffe in natürlichen Proportionen zugeführt werden, was offenbar für den Neuaufbau von Leberzellen von höchster Bedeutung ist.

Zubereitung, Aufmachung und Darbietung der Speisen müssen die Eßlust des Patienten anregen, damit trotz einer etwa bestehenden allgemeinen Strahlenreaktion (Strahlenkater) eine quantitativ und qualitativ ausreichende Nahrungsmenge aufgenommen wird.

Die Ernährung der Schwerstkranken, wie z.B. von Kau- und Schluckbehinderten, erfordert im besonderen Maße eine individuelle Abstimmung der Ernährung auf den Patienten. Die zusätzliche Verabfolgung von Nährklistieren (Ei, Laevulose, Vitamine, etwas Kognak und schwarzer Kaffee) hat sich häufig bewährt und die Zeit bis zum Wiedereintritt des Schluckvermögens bei gleichzeitig durchgeführter Strahlenbehandlung überbrückt. Eine sonst unumgängliche Gastrostomie konnte des öfteren verhindert werden.

Die Anwendung des Salzborn'schen Prinzipes der häufigen, wenn notwendig stündlichen Anbietung von Nahrung wird in manchen Fällen nicht zu vermeiden sein.

10. Die Sanierung der Darmflora

Der Regulierung der Darmtätigkeit und Sanierung der Darmflora ist bei Krebskranken besondere Beachtung zu schenken. 1929 wurde von NISSLE der Begriff der Dysbakterie geprägt, worunter er eine abnorme und minderwertige Darmflora versteht, die zu unspezifischen Darmstörungen, Dyspepsien, Kolitiden und Obstipationen führt. Das für den Abbau von Eiweißprodukten und Kohlehydraten sowie zur Bildung des Vitamin K so wichtige Kolibakterium entartet und verliert seine biologisch wichtigen Eigenschaften. Die so entarteten Kolibakterien, die sogenannten Parakolibakterien, sind toxisch wirkend und gärungsfördernd. Neben den Parakolibakterien wird häufig Bakterium vulgaris proteus vorgefunden. Als weitere Folgeerscheinung dieser Störung werden wichtige Biosynthesen verhindert, es kommt zu intestinalen Autointoxikationen, wobei Phenol, Kresol und andere noch nicht erfaßte, chemisch veränderte Stoffe in die Blutbahn gelangen. Es soll nicht unerwähnt bleiben, daß von verschiedenen Autoren, z.B. KAUFFMANN, der Begriff Dysbakterie ebenso wie die Annahme einer krankhaften Veränderung des Bakterium coli abgelehnt wird. Tatsache bleibt aber die Entgleisung der Darmflora, weshalb die Beseitigung der krankhaften Bakterienflora des Darmes durch Umstimmung des Darmmilieus und Ansiedlung normaler Kolistämme ein dringliches Erfordernis wird.

Um die pathologisch veränderte Darmflora zu beeinflussen, stehen zwei Wege offen:

1. die perorale Zufuhr von Acidophilus-Bakterien und deren Stoffwechselprodukte, wie Milchsäure und Lactate,
2. die Zufuhr von besonders wirksamen Koliarten.

Der erste Weg beruht auf der Überlegung, daß die Milchsäurebakterien im mittleren und unteren Darmbereich aus vergärbaren Kohlehydraten der Nahrung Milchsäure bilden. Diese Milchsäure stellt aber einen wirksamen Schutz gegen Fäulniserreger dar und verhindert das Aufsteigen des in den unteren Darmabschnitten physiologischerweise lebenden Bakterium coli und des Bakterium lactis aerogenes. Tritt eine pathologische Bakterienbesiedelung der oberen Darmabschnitte im Sinne einer Dysbakterie auf, so kommt es durch nicht physiologische Zersetzungsprodukte zu dyspeptischen Erscheinungen. Durch Zufuhr von Acidophilusbakterien und deren Stoffwechselprodukte wird eine Verdrängung der pathogenen Darmflora erreicht und eine normale Verdauung gewährleistet.

Präparate: Acidophylus Zyma (Zyma-Blaes A. G.)
Hylak-Tropfen (L. Merkle G.m.b.H.)

Der zweite Weg beruht auf der Möglichkeit, durch antagonistisch wirkende stärkere Koliarten schwächere Koliarten, welche die Vorbedingung für die Entwicklung pathogener Darmkeime bilden, zu verdrängen. Die Schädigung der Schleimhaut des Dünn- und Dickdarmes durch Strahlenbehandlung, Antibiotika und Sulfonamidtherapie, welche auch dysbakterische Reaktion genannt wird, sowie die Zerstörung eines Teiles der normalen Bakterienflora begünstigen die Ansiedlung pathogener Darmkeime. Um die Wirkung der neu zugeführten Kolistämme zu erhöhen, wird die Vorbehandlung mit Terramycin empfohlen, da auf diese Weise die alte und kranke Bakterienflora weitgehend geschwächt oder vernichtet wird. Nach ZABEL erzielen die neuen Kolistämme bei gleichzeitiger Gabe von gesäuertem Milcheiweiß und linolsäurehaltigen Ölen ein Optimum an Wirkung. Die Veränderung der krankhaften Bakterienflora durch normale Kolibazillen vollzieht sich nur langsam, so daß KRETZ die wochenlange Kolimedikation empfiehlt. KEPP verweist auch auf die Möglichkeit einer monatelangen Therapie, zumal die in eine pathogene Darmflora verpflanzten hochwertigen Kolistämme zunächst sehr häufig degenerieren.

Einige Präparate:

    Colifer (Asta)
    Mutaflor (Hageda)
    Colivit (Lecin)
    Colibiogen (Lecin)

Die bessere Verträglichkeit der Strahlenbehandlung, besonders im Abdominalbereich, sowie die Besserung des subjektiven Befindens und des Allgemeinzustandes nach Darmsanierung unterstreichen die Bedeutung dieses Teiles der Allgemeinbehandlung.

Die Unterstützung der diätetischen Maßnahmen sowie der Regulierung der Darmtätigkeit erfolgt durch längere Verabreichung von Fermentpräparaten. Die Verordnung von Verdauungsfermenten ist also nicht nur bei Tumorlokalisation im Bereiche des Oberbauches angezeigt, sondern auch bei allen anderen Krebskranken, welche an einer Dyspepsie leiden oder bei welchen die Gefahr einer dyspeptischen Reaktion besteht.

Zur Hemmung der Gasbildung mit gleichzeitig leicht laxierender Wirkung wird Magnesia usta empfohlen.

11. Behandlung von Begleitkrankheiten und psychische Betreuung der Krebskranken

Unter Begleitkrankheiten sind Krankheitsbilder zu verstehen, die neben dem Krebsgeschehen auftreten, ohne mit demselben in unmittelbarem Zusammenhang zu stehen. Die Bedeutung der Behandlung von Begleitkrankheiten für das Schicksal der Krebskranken ergibt sich aus der Tatsache, daß 25 % nicht an ihrer Tumorerkrankung, sondern an anderen Prozessen sterben (BOCK). Die Mortalität z.B. durch Embolie beträgt bei Tumorträgern nach DU MESNIL 3 %. Herzkreislaufstörungen, asthmoide Zustandsbilder, Infektionen im Bereiche der Harn- und Luftwege, Magen- und Darmstörungen, spondylarthrotische und neuralgiforme Beschwerden sowie Thrombophlebitiden, um nur einige zu nennen, werden von den Krebspatienten als sehr belastend empfunden, vermindern ihre Widerstandskraft sowie den Heilwillen und können sogar den vorzeitigen Abbruch der Strahlenbehandlung bewirken. Handelt es sich um entzündliche Prozesse, so ist ihre Behandlung um so dringlicher, je mehr das betroffene Organ bei Durchführung einer Strahlenbehandlung der Strahlung ausgesetzt ist.

Die Behandlung der Begleitkrankheiten verschafft dem Krebspatienten nicht nur eine wesentliche Erleichterung, sondern ermöglicht in vielen Fällen erst die Durchführung der Strahlenbehandlung. Es sei nur an die schwere Belastung des Herzkreislaufsystems erinnert, die bei toxischen und fieberhaften Zustandsbildern gegeben ist. Außerdem wird durch die Behandlung von Begleitkrankheiten der Krebspatient von seiner Grundkrankheit abgelenkt und dem behandelnden Arzt die Möglichkeit geboten, den erforderlichen engen Kontakt mit dem krebskranken Patienten zu vertiefen und damit wieder auf seine Behandlungsbereitschaft und Lebensführung entscheidend Einfluß zu nehmen.

Die psychische Betreuung — die Psychotherapie — ist gerade beim inoperablen Krebskranken von nicht zu unterschätzendem Wert. Der Krebs- kranke neigt einerseits zur Dissimulation, wie die nicht geringe Zahl von Patienten beweist, die bereits im Stadium der Inoperabilität zur Erstordination erscheinen oder auch bei ganz eindeutiger Verschlechterung des Zustandsbildes ihre Beschwerden negieren. Andererseits wird gerade vom Inoperablen und noch viel mehr vom Inkurablen immer wieder die Frage nach Wiederherstellung und Genesung an den behandelnden Arzt herangetragen. Nun obliegt es dem Arzt, in Anpassung an die gegebenen Verhältnisse, ganz individuell und nur wirklich ärztlich zu handeln. KARITZKY sagt mit Recht: „das Schlechteste, was gegen den Krebs und die Krebskrankheit unternommen werden kann, ist voreilig zu resignieren. Das Zweitschlechteste ist, dem Kranken die Hoffnung auf Rettung zu nehmen und sein Mißtrauen gegenüber bewährten Heilmitteln zu nähren. Wer wirklich helfen will, muß Psychotherapie betreiben."

Nur ein geringer Teil der Patienten ist über die tatsächliche Situation voll informiert und sich der Tragweite der Diagnose „inoperables Karzinom" voll bewußt. Es handelt sich z.B. um Frauen, die nach Wegnahme einer Brust einen Rezidivtumor bekommen und infolge der vorangegangenen Operation, verbunden mit einem heute fast immer anzutreffenden laienhaften

Wissen über das Krebsgeschehen, die drohende Gefahr erkennen. War schon der Verlust eines sekundären Geschlechtsmerkmales und das bei durchgeführter Ovariektomie plötzlich eingetretene Klimakterium ein schwerer Schock, so stellt das Auftreten des Rezidivtumors eine fast unerträgliche seelische Belastung dar.

Über die Aufgaben des Arztes hinsichtlich der Erklärung und Aufklärung des Patienten über sein Leiden herrschen unterschiedliche Ansichten. BOHNENKAMP meint, daß im Hinblick auf das Vorwissen der Patienten und zur Festigung des Vertrauens zwischen Arzt und Patient, welches durch haltlose oder ausweichende Erklärungen nur gemindert würde, die Eröffnung der Krankheitsdiagnose erlaubt und nicht von Schaden sei. Andere Krebstherapeuten (K. H. BAUER, JASPER, HERBERGER) stehen auf einem wahrscheinlich zweckmäßigeren Standpunkt, da sie, soweit die Frage nach dem Krebsleiden und dem zu erwartenden Verlauf nicht unausweichlich gestellt wird, was tatsächlich äußerst selten der Fall ist und die wahrheitsgemäße Aufklärung erfordern würde, sich nur so weit erklären, als es dem Patienten zumutbar ist und ihn somit auch der weiteren Hoffnung nicht berauben. Bei jenen Patienten, die sich ihres Leidens voll bewußt sind, ist der Arzt zwar der Schwierigkeiten einer Erklärung enthoben, hat aber dafür die besonders schwere Verantwortung und Verpflichtung zu tragen, dem seines Leidens bewußten Krebskranken in allen Stadien seiner Krankheit helfend zur Seite zu stehen, in ihm die Hoffnung aufrechtzuerhalten und das Gefühl der Verlorenheit zu nehmen. Die Zahl dieser Patienten ist nicht allzu gering, denn wie KRETZ richtig feststellt, ist eine Verschleierung der wahren Diagnose über längere Zeit schwer möglich, da die Patienten entweder in den Krankenanstalten (Kopftafel, mangelhaft verwahrte Krankenblätter) oder im weiteren Verlaufe des Leidens durch Korrespondenzen mit Krankenversicherungen oder durch eröffnete Arztbriefe ihre wahre Diagnose erfahren.

Die medikamentöse Unterstützung der Psychotherapie erfolgt in Abhängigkeit von dem jeweiligen Zustandsbild durch Gabe von Sedativa, Tranquillizer, Weckamine und Psychotonica.

12. Physikalische Behandlung

Zu physikalisch-therapeutischen Maßnahmen zählen nach WOEBER:

1. die Mechanotherapie,
2. die Wärme- und Lichtbehandlung,
3. die Elektrotherapie,
4. die Bäder- und Klimatherapie,
5. die Hydrotherapie.

Sie finden vor allem bei der Nachbehandlung operierter krebskranker Patienten ihre sinnvolle Anwendung und können zur Behandlung inoperabler Krebskranker in bescheidenem Ausmaß herangezogen werden.

Die lokale und allgemeine Wärmebehandlung (Hyperthermierung) stellt eine jener physikalischen Behandlungsmaßnahmen dar, die bei inoperablen Krebskranken häufiger zur Anwendung kommt. Nachdem die Strahlenempfindlichkeit eines Gewebes nicht allein von seinem histologischen Aufbau, sondern auch von seinem Stoffwechsel und damit wieder von seinem Durchblutungszustand abhängig ist, muß eine aktive Hyperämie zur Stoffwechselbeschleunigung und damit zu einer Steigerung der Strahlenempfindlichkeit führen. Außerdem werden durch ein vermehrtes Sauerstoffangebot die Gärungsvorgänge im Tumorgewebe beeinflußt. Von FUCHS und anderen wird die Kombination von Kurzwellenvorbehandlung und Röntgentherapie empfohlen. Jeder Röntgenbestrahlung geht eine Kurzwellendurchflutung von 10 bis 20 Minuten Dauer unmittelbar voraus. Sie wird in der Regel im Kondensatorfeld durchgeführt, wobei die Möglichkeit gegeben ist, durch passende Wahl der Elektroden und ihres Abstandes von der Körperoberfläche die Kurzwellenenergie im Tumorbereich zu konzentrieren. Eine Kontraindikation stellen nur blutende Tumoren dar. Die kombinierte Kurzwellen-Röntgentherapie wird von FUCHS bei intrathorakalen Tumoren, beim Mammakarzinom mit und ohne Drüsenmetastasen, bei der malignen Struma sowie beim therapierefraktären Lymphogranulom zur Anwendung gebracht.

Bereits 1928 wurde von GÖTZE die örtliche Überwärmungsbehandlung von Tumoren der Extremitäten und des Penis bei gleichzeitiger Unterbindung des Blutstromes durchgeführt. Die Tumoren wurden je eine Stunde lang in Wasser von 45—45,5° C eingetaucht und auf diese Weise zur Rückbildung gebracht. Diese Methode ist heute praktisch verlassen.

Die allgemeine Überwärmungsbehandlung mittels Bädern nach LAMPERT oder SCHLENZ ist eine auch heute noch häufiger angewandte physikalische Behandlungsmethode. Unter Überwärmung wird die Erhöhung der Körpertemperatur auf Grund vermehrter Wärmezufuhr und verringerter Wärmeabgabe verstanden. Die Überwärmungsbäder sind für schwerkranke Patienten eine beträchtliche Belastung und sollen daher nur in Anwesenheit des Arztes und geschulten Pflegepersonals durchgeführt werden. Die vorherige Gewöhnung an Badetemperaturen bis 38° sowie Kreislauftestung gehen den eigentlichen Überwärmungsbädern voraus. Kachektische Patienten sind für diese Behandlung ungeeignet. Die Wassertemperaturen schwanken zwischen 39 und 41,5° und werden durch langsames Zufließen von Heißwasser im Laufe einer Stunde erzielt. Gleichzeitige Inhalation eines Gemisches von 6% Kohlensäure und Sauerstoff werden empfohlen. Temperatur- und Pulskontrollen müssen bei den Patienten laufend durchgeführt werden. Frischluftzufuhr (offenes Fenster) ist zur Vermeidung einer Dunstglocke erforderlich.

Kalte Güsse und Kreislaufmittel per os sowie ausreichende Flüssigkeitszufuhr sind zur Vermeidung eines Kollapses nötig. Nach dem Bad kommt der Patient für eine Stunde in eine Packung, um die erreichte Körpertemperaturerhöhung zu erhalten. Anschließend erfolgt kalte Waschung und Bettruhe.

Eine andere Möglichkeit, Hyperthermie zu erzeugen, ist das *Fieber*. Es stellt eine zentrale Störung mit allerdings nicht mehr gewährleisteter Wärmeregulation dar. Als fiebererzeugende Mittel werden unter anderem Pyrifer und Typhusvaccine (STÖGER), Eiweißstoffe oder Pflanzenextrakte (z. B. Plenosol) verwendet.

Die Wirkung der Überwärmungsbehandlung und der Fiebertherapie wird auf die Wärmeempfindlichkeit der Geschwulstzellen zurückgeführt, welche bereits bei 39° C eine Schädigung erleidet und bei 42° C absterben sollen. Weiterhin wird eine Steigerung der spezifischen und unspezifischen Abwehrkräfte bei Körpertemperaturen von 39° bis 40° C angenommen.

Die Hyperthermierung zur Tumorbeeinflussung kann mit der zytostatischen Therapie kombiniert werden, wobei dann die zytostatische Dosis verringert wird.

Von ZABEL wird die allgemeine Wärmebehandlung durch Überwärmungsbäder jeder lokalen Krebsbehandlung übergeordnet.

13. Homöopathische Krebsbehandlung

Die Anwendung von Heilmethoden, die außerhalb der Schulmedizin liegen, ist besonders bei jenen Leiden häufiger vorzufinden, die eine infauste Prognose aufweisen und bei welchen von Seiten des behandelnden Arztes eine mangels Behandlungserfolges eintretende Resignation zu verzeichnen ist. Es wird daher auch beim inoperablen Krebskranken der homöopathisch eingestellte Arzt oft als letzte ärztliche Instanz aufgesucht, so daß schon allein der Vollständigkeit halber auch auf die homöopathische Krebsbehandlung einzugehen ist.

Nach SCHÖLER wirken fast alle homöopathischen Krebsheilmittel auf das Zentralnervensystem im Sinne von Regulationsauslösungen. Eine sichere Krebsheilung wird von den Homöopathen nicht erwartet, wohl aber soll dort, wo Operation oder Bestrahlung nicht mehr möglich sind, durch Symptombekämpfung und Regulationseinleitung ein Behandlungserfolg erzielbar sein. Auf die Prinzipien der Homöopathie im einzelnen einzugehen, würde den gesetzten Rahmen bei weitem überschreiten, weshalb in diesem Falle auf die bestehende Fachliteratur verwiesen wird. Wohl aber sollen homöopathische Schmerz- und Krebsheilmittel angeführt werden, die nach einer Aufstellung von VANNIER, Paris, und SCHÖLER, Karlsruhe, von HERBERGER übernommen wurden.

Homöopathische Schmerz- und Krebsmittel
nach P. Vannier, Paris, und H. Schöler, Karlsruhe,
aus Herberger's Geschwulstkranke

---

bei Krebs der Brust	Asterias rutens Conium maculatum D 3 — D 6 $\left\{ \begin{array}{l} \text{Jodum} \\ \text{Arsen} \end{array} \right.$ Helonias Hydrastis Phytolacca
des Magens	Condurango Ornithogalum Hydrastis Sedum acre (stark brennende Schmerzen) Ruta Arsenicum album D 4 — D 12 Acidum aceticum Argentum nitr. D 3 — D 6
des Darmes	Carbo animalis (brennend) Carbo vegetabilis Carduus marianus Chelidonium Phosphor Graphites Hydrastis Argentum nitr. Thuja
des Uterus	Argentum nitr. D 3 — D 6 Hydrastis Kreosot Thuja Graphitis
der Vagina	Calendula (örtlich)
der Lunge	Cuprum Kreosot
des Larynx	Kreosot dil. D 4 — D 6 Mercurius Carbo animalis
der Leber	Phosphor Thuja Hydrastis
des Mastdarmes	Ruta (Atonie)
des Urogenitale	Sarsaparilla Cannabis sativa Thuja Mercurius Cantharis

der Prostata	Calendula (örtlich)
	Thuja
	Conium
	Mercurius
bei Knochenschmerzen	Cannabasis
	Euphorbium
Urindrang	Chimaplula
Hodenschmerzen	Hura brasilienis
	Kreosot dil. D 4 — D 6
	Thuja
	Jodum
Milztumor	Tarantula hispanica (Armplexus)
	Caenothus
Lymphdrüsen	Conium
	Mercurius maculatum D 3 — D 6
nächtlichen Schmerzen	Luesinum
Allgemeine Umstimmungsmittel	Silicea D 6 — D 12
Ferner	Sulfur
	Lachesis
	Kalium bichrom.
	China (starke Säfteverluste)

14. Medikamentöse Schmerzbekämpfung

Mit zunehmender Verschlechterung des Zustandsbildes bekommt die Schmerzbekämpfung besondere Bedeutung. Der Schmerz des Krebskranken stellt kein eigentliches Krebssymptom dar, sondern ist eine Begleit- und Folgeerscheinung des lokalen Krebsgeschehens. Das expansive Wachstum des Tumors führt zu mehr oder minder starken Verdrängungserscheinungen. Gestaute Organe verursachen ein Spannungsgefühl. Schmerzhafte Spasmen stellen die Folgeerscheinung einer Stenosierung dar. Knochenmetastasen üben einen schmerzhaften Reiz auf das Periost aus. Die Einscheidung und Umwachsung von Nerven verusacht ebenso wie die perineurale Lymphangiosis carcinomatosa (K. H. BAUER) dauernde Schmerzzustände. Der Wundschmerz eines exulzerierten Tumors sowie die peritumorösen Entzündungsvorgänge sind weitere Schmerzursachen. Wenn es nicht mehr möglich ist, den Schmerzursachen durch Strahlenbehandlung oder andere Lokalbehandlungen entgegenzuwirken oder sie zu beseitigen, muß die medikamentöse Schmerzbekämpfung einsetzen, welche dann bis zum Ableben der Patienten in zunehmendem Maße an Bedeutung gewinnt.

Es sollte keines besonderen Hinweises bedürfen, daß die Verwendung von Opiaten eine ultima ratio darstellt und diese nicht, wie es immer wieder der

Fall ist, als Hauptmittel betrachtet werden und kritiklos wegen des zumindest anfänglich prompten Effektes zur Anwendung kommen. Es steht eine lange Reihe von Präparaten zur Verfügung, die einzeln oder in Kombination einen ausreichenden analgetischen Effekt hervorrufen, bevor man zu anfänglich kleinen Alkaloiddosen greifen muß. Die einzelnen, analgetisch wirkenden Präparate anzuführen, ist im Hinblick auf die kaum übersehbare Zahl, die von der pharmazeutischen Industrie angeboten wird, praktisch unmöglich. Es sei daher nur auf die sogenannten Mischtabletten, z.B. Treupel' sche Tabletten oder Gelonida antineuralgica, hingewiesen, ebenso auf die verschiedenen Antipyrine und Aminophenazonabkömmlinge, auf Novalgin, Buscopan, Butazolidin, Spasmocibalgin, Schlangengifte, Kalzium, Niamid sowie auf die mögliche Kombination von Analgeticis mit Schlafmitteln.

Erwähnenswert ist die schmerzstillende Wirkung des Vitamin K, die auch bei HERBERGER angeführt wird und bei täglicher Applikation von 20 bis 30 mg die üblichen Schmerzmittel (Morphin-Barbitursäure-Derivate) ersetzen konnte.

Auch die lokale Applikation von Impletol, Riprocal und ähnlichen Präparaten kann vorübergehend zu einer länger anhaltenden Schmerzfreiheit führen.

Eine Verstärkung der Schmerzempfindung wird nicht nur durch fehlenden Schlaf, und schlechte Verdauung, sondern auch durch psychische Belastung hervorgerufen, weshalb eine Kombination von Analgeticis mit Psychotherapeuticis erfolgversprechend sein kann.

Bei zunehmenden Beschwerden ist mit den eben angeführten Medikamentengruppen kein ausreichender Effekt mehr zu erzielen, weshalb erst dann zu stärker wirkenden Präparaten übergegangen wird.

Mischspritzen mit Phenergan-Largactil-Alodan-Permease sind nach eigenen Erfahrungen gut verträglich und beinhalten keine wesentliche Suchtgefahr.

Auch dann, wenn bereits stark wirkende Präparate, z.B. Dolantin, Vilan, Morphine, gegeben werden müssen, empfiehlt es sich, mit möglichst geringen Dosen zu beginnen und diese Alkaloidmedikation mit Gaben von anderen analgetisierenden und spasmolytischen Präparaten zu kombinieren.

Es obliegt dem Geschick des Arztes, eine dem jeweiligen Zustandsbild angepaßte analgetisierende Behandlung durchzuführen.

LITERATUR

ABDERHALDEN, E. u. G. MOURIQUAND: Vitamine und Vitamintherapie. Bern 1948

AMMON, R. u. W. DIRSCHERL: Fermente, Hormone, Vitamine, Band 1 und 2. Stuttgart 1959/60

BAUER, K. H.: Das Krebsproblem. Berlin-Göttingen-Heidelberg 1963

DIAMOND, H. D.: Die interne Krebstherapie. Stuttgart 1960

DIETRICH, A.: Krebsforschung und Krebsbekämpfung Band 34. München-Berlin 1956

v. EULER, H.: Chemotherapie und Prophylaxe des Krebses. Stuttgart 1960

GASCHLER, A.: Die parenterale Fermenttherapie maligner Tumoren. Ulm 1954

GOTTRON, H. A. u. K. J. HEMPEL: Krebsforschung und Krebsbekämpfung. München-Berlin 1964

GOTTRON, H. A., E. UEHLINGER, T. ANTOINE: Krebsforschung und Krebsbekämpfung, Band 4. München-Berlin 1961

HAFERKAMPF, H.: Die Nachbehandlung des Krebsoperierten. Hamburg 1959

HALDEN, W.: Vitamine. Therapie und Praxis. Wien-Innsbruck 1958

HERBERGER, W.: Behandlung und Pflege inoperabler Geschwulstkranker. Dresden und Leipzig 1960

ISSELS, J.: Grundlage und Richtlinie für eine interne Krebstherapie. Stuttgart 1953

HUXLEY, J.: Krebs in biologischer Sicht. Stuttgart 1960

JOWES, A. u. H. NOWAKOWSKI: Praktische Endokronologie. Stuttgart 1964

v. JANKOWSKY, W.: Zur Pathogenese des Krebses. Ulm 1952

KARITZKY, B.: Die symptomanische Behandlung der Krebskrankheit. Stuttgart 1956

KARLSON, P.: Biochemie. Stuttgart 1964

KRETZ, J.: Krebsvorbeugung und interne Krebsbehandlung. Therapie und Praxis. Wien-Innsbruck 1958

KRETZ, J. u. I. KRETZ: Krebsvorbeugung als Aufgabe der Frau. Wien 1951

KRÜSKEMPER, H. L.: Anabole Steroide. Stuttgart 1963

KUEMMERLE, H. P., A. SENN, P. RENTSCHNIK, N. GOOSENS: Klinik und Therapie der Nebenwirkungen. Stuttgart 1960

LAMPERT, H.: Überwärmung als Heilmittel. Stuttgart 1945

LAMPERT, H. u. O. SELAWRY: Körpereigene Abwehr und bösartige Geschwülste. Ulm 1957

LEUTHART, F.: Lehrbuch der physiologischen Chemie. Berlin 1955

MAHNERT, A. H., MOSER, M. RATZENHOFER: Zur Generalisierung des Karzinoms. Wien 1950

MARTINS, M. u. H. HARTL: Krebsforschung und Krebsbekämpfung, Band 2 und 3. München-Berlin 1957/1959

MAYER, H. u. J. BECKER: Strahlenforschung und Krebsbehandlung. München-Berlin 1959

MAYER, H.: Karzinom und Karzinombehandlung, Band 29. München-Berlin 1953

NOWAKOWSKI, H.: Die Endokrine Behandlung des Mamma- und Prostatakarzinoms. Endokrine Regulation des Kohlenhydratestoffwechsels. Berlin-Göttingen-Heidelberg 1961

REISSIGL, H.: Praxis der Flüssigkeitstherapie. München-Berlin 1965

ZABEL, W.: Ganzheitsbehandlung der Geschwulstkrankheiten. Stuttgart 1953

SACHVERZEICHNIS